Evidence based Physical Therapy

エビデンスに基づく理学療法クイックリファレンス

内山 靖 編

医歯薬出版株式会社

This book was originally published in Japanese
under the title of :

Eʙɪᴅᴇɴsᴜ Nɪ Mᴏᴛᴏᴢᴜᴋᴜ Rɪɢᴀᴋᴜʀʏᴏᴜʜᴏᴜ Kᴜɪᴄᴋᴜ Rɪғᴀʀᴇɴᴄᴇ
(Evidence based Physical Therapy Quick Reference)

Editor :
Uᴄʜɪʏᴀᴍᴀ, Yasushi
  Professor Physical Therapy,
  Department of Physical and Occupational Therapy
  Nagoya University Graduate School of Medicine

© 2017 1st ed.

ISHIYAKU PUBLISHERS, INC.
  7-10, Honkomagome 1 chome, Bunkyo-ku,
  Tokyo 113-8612, Japan

序

　2008（平成20）年，『エビデンスに基づく理学療法－活用と臨床思考過程』を発行したところ，読者から多くの支持を得ることができ，2015年には『実践的なQ＆Aによるエビデンスに基づく理学療法─評価と治療指標を総まとめ─』として，第2版の改訂をしました．そして，この度，臨床現場でさらに手に取りやすく素早い臨床判断の一助となるようなクイックリファレンスを発行することにいたしました．

　本書は臨床実践で使いやすいように，判型と分量を厳選するとともに，記載方法についても徹底した共通化と簡潔化を目指しました．推奨できる評価指標と治療／介入項目を一覧にし，そのエッセンスを示すとともに，臨床活用について執筆者の臨床経験を補完していただきました．その結果，29の疾患と機能・能力低下を対象とし，推奨できる評価指標124，推奨できる治療／介入148項目を挙げることができました．これは，第2版で取り上げた193のQuestionに対する回答を凝縮したもので，臨床での意思決定の手助けや確認になり得るものです．また，2015年以降に発行された診療ガイドラインや主要な研究論文を追加し，適切な推奨グレードを示しています．あわせて評価指標については，科学的な信頼性と妥当性に加え，煩雑さや特別な機器の使用などをふまえた，実行可能性からみた特徴を表形式で比較しました．

　この間，公益社団法人日本理学療法士協会からは「理学療法診療ガイドライン第1版（2011）」が発行され，2016年にはその一部についてダイジェスト版が公開されています．エビデンスに基づく理学療法の実行はますます重要性が増していますが，評価・機能診断，個々の治療方法に加えて，それらを鑑別・選択する臨床思考過程である臨床推論（クリニカルリーズニング）を精緻・視覚化することがきわめて大切となります．

　本書では，当初から，活用と臨床思考過程という2つのキーワードを基軸にしながら，病態や症状の理解を含め，卒前教育や新人教育での標準的なテキストとしての役割も担えるように配慮してきました．地域を基盤とする予防，急性期から在宅生活の連続性を保証する多職種連携による価値に基づく臨床実践（Values based Practice）の基盤としてのエビデンスの集積，その個別適用であるエビデンスに基づく理学療法に寄与・発展していくことを目指しています．

　本書が，臨床の第一線で活躍されている理学療法士に加えて，養成課程で学ぶ学生や指導される教員・臨床指導者，連携される関係の医療・福祉専門職，さらには理学療法を受けておられる対象者やご家族の皆様に希望や可能性を感じていただければ幸いです．

2017年8月

内山　靖

序
　内山　靖 iii

本書で取り上げたガイドライン文献リスト
　.. viii

執筆者一覧 x

序章
エビデンスの臨床活用
　内山　靖 1
　1. 社会が求める理学療法への期待
　2. エビデンスレベルと推奨グレード
　3. 評価と治療　4. 実践活用

I　疾患編

1　脳卒中－急性期
　小島　肇, 山形哲行 8

[評価指標]
①SIAS, ②NIHSS, ③mRS

[治療/介入の方法]
①脳卒中ユニット, ②早期理学療法, ③集中的リハ量, ④麻痺側肩関節管理, ⑤ファシリテーションテクニック

2　脳卒中－回復期
　原田和宏, 井上　優 14

[評価指標]
①WMFT, ②FMA, ③MAS, ④DGI

[治療/介入の方法]
①介入時間の確保, ②麻痺側上肢への課題反復, ③痙縮, ④麻痺側肩, ⑤立位動作, ⑥歩行練習, ⑦ADL課題の練習, ⑧体力の向上, ⑨低栄養の評価, ⑩認知障害の把握

3　脳卒中－慢性期
　石倉　隆 20

[評価指標]
①FIM, ②SF-36, ③J-ZBI

[治療/介入の方法]
①課題志向型・課題特異型アプローチ, ②有酸素運動と筋力増強運動を組み合わせたトレーニング, ③装具療法, ④バイオフィードバック療法, ⑤CI療法, ⑥在宅理学療法

4　パーキンソン病
　長澤　弘 25

[評価指標]
①UPDRS, ②PDQ-39, ③Hoehn & Yahr Stage, ④修正版Hoehn & Yahrの重症度分類

[治療/介入の方法]
①複合的理学療法, ②筋力増強法, ③バランス運動, ④トレッドミル歩行練習, ⑤聴覚や視覚の外的刺激, ⑥有酸素運動や呼吸練習

5　脳性麻痺
　新田　收 30

[評価指標]
①デンバー式発達スクリーニング検査, ②GMFM, ③GMFCS, ④WeeFIM, ⑤PEDI, ⑥GMs評価, ⑦NBAS, ⑧Dubowitz評価

[治療/介入の方法]
①NDT, ②SDR, ③母親指導, ④shallow法, ⑤軽打法, ⑥呼気圧迫法

6　大腿骨近位部骨折
　藤田博曉 36

[評価指標]
①下肢筋力の評価, ②術前後に必要となる理学療法評価

[治療/介入の方法]
①加速的リハビリテーション, ②クリニカルパス, ③栄養評価, ④地域連携パス, ⑤再骨折予防

7　変形性膝関節症
　坂本雅昭, 遠藤康裕 41

[評価指標]
①JKOM，②WOMAC，③JOAスコア
[治療／介入の方法]
①運動療法，②物理療法，③生活指導，④減量療法

8 膝・足部靱帯損傷
加賀谷善教 ……………………… 46
[評価指標]
①IKDC，②Lysholm Score，③Cincinnati Knee Score，④AOFAS
[治療／介入の方法]
①加速的リハビリテーション，②筋力トレーニング，③固有受容器トレーニング，④足関節外側靱帯損傷に推奨される運動療法，⑤足関節外側靱帯損傷に対するテーピング

9 外傷性頚髄損傷
長谷川隆史 ……………………… 52
[評価指標]
①ASIA評価，②改良Frankel分類，③Zancolli分類，④SCIM，⑤WISCI Ⅱ
[治療／介入の方法]
①筋力増強，②電気療法，③BWSTT，④有酸素運動，呼吸理学療法，⑤装具療法

10 頚髄症
樋口大輔 ……………………… 57
[評価指標]
①JOACMEQ，②JOAスコア，③NCSS，④10秒テスト，⑤パブロフ比
[治療／介入の方法]
①複合的保存療法，②術後早期の頚部ROM運動，③手指の巧緻練習および歩行課題練習，④職業の把握と復職支援，⑤術後C5麻痺に対する運動・物理療法

11 関節リウマチ
阿部敏彦 ……………………… 64

[評価指標]
①ACRコアセット，②DAS28，③SDAIとCDAI，④HAQ
[治療／介入の方法]
①疼痛に有効な物理療法，②運動療法，③患者教育／ホームエクササイズの指導，④装具療法

12 腰痛症
伊藤俊一 ……………………… 70
[評価指標]
①PDとVAS，②SLRテスト，③ODIとRDQ，④QIDS-JとBS-POP
[治療／介入の方法]
①筋ストレッチング，②McKenzieエクササイズなどによる体操療法，③エアロビクス，④徒手療法，⑤神経筋群協調トレーニング

13 心筋梗塞
高橋哲也 ……………………… 76
[評価指標]
①6分間歩行距離，②最高酸素摂取量，③嫌気性代謝閾値の酸素摂取量，④最大運動強度
[治療／介入の方法]
①有酸素運動，②インターバルトレーニング，③レジスタンストレーニング，④生活習慣改善を含む二次予防教育

14 慢性心不全
神谷健太郎，松永篤彦 ……………………… 82
[評価指標]
①NYHA心機能分類，②Nohria-Stevenson分類，③ミネソタ心不全質問票・カンザス市心筋症質問票，④フレイル・サルコペニアの関連指標
[治療／介入の方法]
①有酸素運動，②患者および家族に対する教育，③レジスタンストレーニング，④吸気筋トレーニング，⑤神経筋電気刺激療法

15 大血管疾患
渡辺 敏·················87

評価指標
①画像診断による部位と形態の評価，②その他のバイオマーカー，③ステント挿入術の評価

治療/介入の方法
①急性期理学療法とADL拡大，②回復期および維持期理学療法，③予防介入

16 末梢血管疾患
近藤恵理子，林 久恵·················92

評価指標
①ABI，②TBI，③トレッドミルを用いた歩行負荷試験，④WIQ

治療/介入の方法
①監視下運動療法，②在宅運動療法，③代替運動療法，④チームアプローチ，⑤人工炭酸泉温浴

17 急性呼吸不全
沖 侑大郎，石川 朗·················98

評価指標
①ARDS診断基準およびBerlin定義，②BPS，③CPOT，④RASS，⑤CAM-ICU，⑥MRCスコア

治療/介入の方法
①体位変換，②排痰手技を併用した体位ドレナージ，③腹臥位療法，④早期離床，⑤プロトコール化された人工呼吸器離脱トライアル

18 慢性呼吸不全
角野 直，神津 玲·················105

評価指標
①修正MRC，②スパイロメトリー，③CAT，④身体活動量評価

治療/介入の方法
①呼吸練習，②気道クリアランス，③持久力トレーニング，④筋力トレーニング，⑤患者教育

19 糖尿病
片田圭一·················111

評価指標
①血糖コントロールの評価，②運動耐容能の評価，③活動量の評価，④筋力・筋萎縮の評価，⑤TTMによる行動評価

治療/介入の方法
①有酸素運動，②レジスタンス運動，③糖尿病足病変に対する理学療法，④生活習慣改善，⑤患者教育，⑥チーム医療

20 虚弱高齢者
河合 恒，大渕修一·················118

評価指標
①基本チェックリスト，②老研式活動能力指標，③歩行速度

治療/介入の方法
①包括的高齢者運動トレーニング，②尿失禁予防トレーニング，③膝痛対策プログラム，④腰痛対策プログラム，⑤転倒・骨折対策プログラム，⑥複合プログラム

II 機能・能力低下編

1 関節可動低下
板場英行·················126

評価指標
①関節可動域表示測定法(学会法)，②距離測定，③視認法，④特殊器具活用法，⑤画像分析法

治療/介入の方法
①複合的理学療法，②徒手他動的関節可動手技，③関節モビライゼーション，④運動併用モビライゼーション，⑤治療ストレッチング，⑥軟部組織モビライゼーション，⑦筋膜リリース，⑧物理療法

2 筋力低下
岡西哲夫·················133

評価指標
①MMT，②HHD，③握力，④1RM，⑤等

目次

速性筋力評価機器，⑥立ち上がりテスト

治療/介入の方法
①レジスタンストレーニング，②在宅での低負荷による抵抗運動プログラム，③立位での荷重練習，④栄養介入とPRTの併用

3 持久性低下
有薗信一 ……………………… 140

評価指標
①6分間歩行試験，②最大酸素摂取量と最高酸素摂取量，③運動持続時間

治療/介入の方法
①持久力トレーニング

4 バランス低下
望月 久 ……………………… 146

評価指標
①BBS，またはFBS②FRT，③FES-1，④BESTest

治療/介入の方法
①バランス運動と筋力増強運動を含む多面的な運動，②太極拳，③トレッドミル歩行練習，④その他の介入方法

5 歩行能力低下
橋立博幸 ……………………… 153

評価指標
①TUG，②歩行速度，③POMA，④FAC，⑤6分間歩行試験

治療/介入の方法
①脳卒中に対する反復的な課題を用いたトレーニング，②脳卒中に対する課題特異的な練習，③脳卒中に対するトレッドミル歩行練習または体重免荷トレッドミル歩行練習，④脳卒中に対する持久性運動，⑤パーキンソン病に対する理学療法および歩行練習，⑥パーキンソン病に対する感覚刺激を用いた歩行練習，⑦虚弱高齢者に対する運動療法

6 嚥下機能低下
吉田 剛 ……………………… 160

評価指標
①MASA，②DSS，③FILS，④聖隷式嚥下質問紙，⑤RSST，MWST

治療/介入の方法
①姿勢調節，②メンデルソン手技，③Shaker法，④咽頭冷却刺激，⑤嚥下筋への低周波電気刺激療法

7 疼痛
鈴木重行，林 和寛 ……………………… 166

評価指標
①VAS，②NRS，③VRS，④フェイススケール，⑤MPQ，⑥SF-MPQ

治療/介入の方法
①運動療法，②温熱療法，③レーザー療法，④電気刺激療法，⑤集学的/学際的リハビリテーション

8 痙縮・痙縮筋
臼田 滋 ……………………… 173

評価指標
①MAS，②MTS

治療/介入の方法
①筋力増強，②物理療法，③ストレッチング，④装具療法，⑤ボツリヌス治療

9 認知機能低下
島田裕之 ……………………… 178

評価指標
①MMSE，②ADAS-cog，③MoCA，④ウエクスラー記憶検査，⑤TMT，⑥NCGG-FAT

治療/介入の方法
①運動・身体活動，②認知トレーニング，③生活習慣の改善，④認知症高齢者の認知機能の低下抑制

索引 ……………………… 184

本書で取り上げたガイドライン文献リスト

I 疾患編

1～3 脳卒中―急性期，回復期，慢性期
・日本脳卒中学会脳卒中ガイドライン委員会編：脳卒中治療ガイドライン2015，協和企画，2015．
・理学療法診療ガイドライン部会：理学療法診療ガイドライン第1版（2011），日本理学療法士協会，脳卒中；pp381-463，2011．

4 パーキンソン病
・理学療法診療ガイドライン部会：理学療法診療ガイドライン第1版（2011），日本理学療法士協会，パーキンソン病；pp521-553，2011．

5 脳性麻痺
・理学療法診療ガイドライン部会：理学療法診療ガイドライン第1版（2011），日本理学療法士協会，脳性麻痺；pp571-716，2011．
・日本リハビリテーション医学会監修：脳性麻痺リハビリテーションガイドライン．医学書院，2009．

6 大腿骨近位部骨折
・日本整形外科学会診療ガイドライン委員会編：日本整形外科学会診療ガイドライン　大腿骨頸部／転子部骨折診療ガイドライン2011，改訂第2版，南江堂，2011．

7 変形性膝関節症
・理学療法診療ガイドライン部会：理学療法診療ガイドライン第1版（2011），日本理学療法士協会，変形性膝関節症；pp278-341，2011．

8 膝・足部靱帯損傷
・日本整形外科学会診療ガイドライン委員会編：日本整形外科学会診療ガイドライン　前十字靱帯（ACL）損傷診療ガイドライン2012，改訂第2版，南江堂，2012．
・理学療法診療ガイドライン部会：理学療法診療ガイドライン第1版（2011），日本理学療法士協会，前十字靱帯損傷；pp171-228，2011．

9 外傷性頸髄損傷
・理学療法診療ガイドライン部会：理学療法診療ガイドライン第1版（2011），日本理学療法士協会，脊髄損傷；pp466-517，2011．

10 頸髄症
・日本整形外科学会診療ガイドライン委員会編：日本整形外科学会診療ガイドライン　頸椎症性脊髄症診療ガイドライン2015，改訂第2版，南江堂，2015．
・日本整形外科学会診療ガイドライン委員会編：日本整形外科学会診療ガイドライン　頸椎後縦靱帯骨化症診療ガイドライン2011，改訂第2版，南江堂，2011．

11 関節リウマチ
・日本リウマチ学会：関節リウマチ診療ガイドライン2014，メディカルレビュー社，2014．

12 腰痛症
・日本整形外科学会診療ガイドライン委員会編：日本整形外科学会診療ガイドライン　腰痛診療ガイドライン2012，南江堂，2012．

13 心筋梗塞
・理学療法診療ガイドライン部会：理学療法診療ガイドライン第1版（2011），日本理学療法士協会，心大血管疾患；pp858-928，2011．
・日本循環器学会：ST上昇型急性心筋梗塞の診療に関するガイドライン，2013年改訂版（班長：木村一雄）．
・日本循環器学会：心血管疾患におけるリハビリテーションに関するガイドライン，2012年改訂版（班長：野原隆司）．

14 慢性心不全
・日本循環器学会：慢性心不全治療ガイドライン，2010年改訂版（班長：松﨑益徳）．
・日本循環器学会：心血管疾患におけるリハビリテーションに関するガイドライン，2012年改訂版（班長：野原隆司）．

15　大血管疾患
- 日本循環器学会：大動脈瘤・大動脈解離診療ガイドライン，2011年改訂版（班長：髙本眞一）．
- 日本循環器学会：心血管疾患におけるリハビリテーションに関するガイドライン，2012年改訂版（班長：野原隆司）．

16　末梢血管疾患
- 日本循環器学会：末梢閉塞性動脈疾患の治療ガイドライン，2015年改訂版（班長：宮田哲郎）．
- 理学療法診療ガイドライン部会：理学療法診療ガイドライン第1版（2011），日本理学療法士協会，糖尿病；pp732-854，2011．

17　急性呼吸不全
- 日本呼吸器学会，日本呼吸療法医学会，日本集中治療医学会ARDS診療ガイドライン作成委員会編：ARDS診療ガイドライン2016，総合医学社，2016．

18　慢性呼吸不全
- 厚生省特定疾患「呼吸不全」調査研究班編：呼吸不全－診断と診療のためのガイドライン，メディカルレビュー社，1996．
- 日本呼吸ケア・リハビリテーション学会呼吸リハビリテーション委員会ワーキンググループ，日本リハビリテーション医学会呼吸リハビリテーションガイドライン策定委員会，日本呼吸器学会呼吸管理学術部会，日本理学療法士協会呼吸理学療法診療ガイドライン作成委員会編：呼吸リハビリテーションマニュアル－運動療法，第2版，照林社，2012．
- 日本呼吸器学会COPDガイドライン第4版作成委員会編：COPD（慢性閉塞性肺疾患）診断と治療のためのガイドライン，第4版，メディカルレビュー社，2013．
- 理学療法診療ガイドライン部会：理学療法診療ガイドライン第1版（2011），日本理学療法士協会，慢性閉塞性肺疾患（COPD）；pp957-992，2011．

19　糖尿病
- 理学療法診療ガイドライン部会：理学療法診療ガイドライン第1版（2011），日本理学療法士協会，糖尿病；pp732-854，2011．
- 日本糖尿病学会編：糖尿病診療ガイドライン2016，南江堂，2016．

II　機能・能力低下編

3　持久性低下
- 日本循環器学会：心血管疾患におけるリハビリテーションに関するガイドライン，2012年改訂版（班長：野原隆司）．

5　歩行能力低下
- 理学療法診療ガイドライン部会：理学療法診療ガイドライン第1版（2011），日本理学療法士協会，歩行の評価；pp390-392，2011．
- 日本脳卒中学会脳卒中ガイドライン委員会編：脳卒中治療ガイドライン2015，協和企画，2015．
- 日本神経学会「パーキンソン病治療ガイドライン」作成委員会編：パーキンソン病治療ガイドライン2011，医学書院，2011．

6　嚥下機能低下
- 日本脳卒中学会脳卒中ガイドライン委員会編：脳卒中治療ガイドライン2015，協和企画，2015．

7　疼痛
- 理学療法診療ガイドライン部会：理学療法診療ガイドライン第1版（2011），日本理学療法士協会，背部痛；pp15-103，2011．

8　痙縮・痙縮筋
- 日本脳卒中学会脳卒中ガイドライン委員会編：脳卒中治療ガイドライン2015，協和企画，2015．
- 理学療法診療ガイドライン部会：理学療法診療ガイドライン第1版（2011），日本理学療法士協会，脳性麻痺；pp571-716，2011．
- 日本リハビリテーション医学会監修：脳性麻痺リハビリテーションガイドライン，第2版，金原出版，2014．

執筆者一覧

● 編集

内山　靖　名古屋大学大学院医学系研究科

● 執筆（五十音）

阿部　敏彦	田窪リウマチ・整形外科リハビリテーション室
有薗　信一	聖隷クリストファー大学リハビリテーション学部理学療法学科
石川　朗	神戸大学生命・医学系保健学域
石倉　隆	大阪保健医療大学大学院保健医療学研究科
板場　英行	のぞみ整形外科クリニック
伊藤　俊一	北海道千歳リハビリテーション学院
井上　優	倉敷平成病院リハビリテーション部
臼田　滋	群馬大学大学院保健学研究科保健学専攻リハビリテーション学講座
内山　靖	名古屋大学大学院医学系研究科
遠藤　康裕	仙台青葉学院短期大学リハビリテーション学科
大渕　修一	東京都健康長寿医療センター研究所
岡西　哲夫	名古屋学院大学リハビリテーション学部理学療法学科
沖　侑大郎	神戸大学大学院保健学研究科
加賀谷善教	昭和大学保健医療学部理学療法学科
角野　直	長崎呼吸器リハビリクリニックリハビリテーション科
片田　圭一	石川県立中央病院
神谷健太郎	北里大学病院リハビリテーション部
河合　恒	東京都健康長寿医療センター研究所
神津　玲	長崎大学病院リハビリテーション部
小島　肇	専門学校社会医学技術学院理学療法学科
近藤恵理子	名古屋共立病院リハビリテーション課
坂本　雅昭	群馬大学大学院保健学研究科リハビリテーション学講座
島田　裕之	国立長寿医療研究センター予防老年学研究部
鈴木　重行	名古屋大学大学院医学系研究科リハビリテーション療法学
高橋　哲也	東京工科大学医療保健学部理学療法学科
長澤　弘	湘南医療大学保健医療学部リハビリテーション学科理学療法学専攻
新田　收	首都大学東京健康福祉学部理学療法学科
橋立　博幸	杏林大学保健学部理学療法学科
長谷川隆史	中部労災病院中央リハビリテーション部
林　和寛	名古屋大学医学部附属病院リハビリテーション部
林　久恵	星城大学リハビリテーション学部リハビリテーション学科理学療法学専攻
原田　和宏	吉備国際大学保健医療学部理学療法学科
樋口　大輔	高崎健康福祉大学保健医療学部理学療法学科
藤田　博曉	埼玉医科大学保健医療学部理学療法学科
松永　篤彦	北里大学大学院医療系研究科
望月　久	文京学院大学保健医療技術学部理学療法学科
山形　哲行	専門学校社会医学技術学院理学療法学科
吉田　剛	高崎健康福祉大学保健医療学部理学療法学科
渡辺　敏	聖マリアンナ医科大学病院リハビリテーション部

序章 エビデンスの臨床活用

1 社会が求める理学療法への期待

　対象者(患者,利用者,地域在住高齢者)を含めた国民が広く求める理学療法に対する期待には,①健康寿命の延伸,②個々人の多様なニーズに応じた高い帰結,③社会保障費の効果的・効率的適用の3点があげられる.これを実現するためには,参加と予防を帰結とした理学療法を,安全かつ標準的な方法で適用する.対象者の主体的な価値に基づいた個別性の高い効果的かつ効率的な介入を選択し,生活の場に応じて連続的に実践していく必要がある.

　エビデンスに基づく医療(Evidence based Medicine)は,1991年にGuyattの記述に端を発し[1]),臨床疫学に基づく論文の読み方から使い方へと派生したことで,1990年代中ごろから急速に世界へ普及した概念である[2]).今日では,個々の診療に加えて,医療制度や病院経営などの意思決定に関しても"エビデンス"の言葉が広く用いられている.エビデンスに基づく医療とは,「個々の対象者のケアについての意思決定過程に,現在得られている裁量の根拠を,良心的,明示的かつ思慮深く適用すること」とされる.これまでの医療を否定するものではなく,臨床疫学に基づくリサーチエビデンスを付加的(additional)に活用することを強調したものである.

　また,対象者の主観を強調した"物語に基づく医療(Narrative based Medicine)"の重要性とともに,対象者や多職種の医療関係者の価値を共有する"価値に基づく医療(Values based Medicine)"が提唱されている.

2 エビデンスレベルと推奨グレード

▶ エビデンスレベル

　研究論文は,臨床研究デザインの合理性,結果の程度,一般化可能性など,研究の質が評価されていることは利用者にとって有益である.**表1**にはそれらを段階的に示したエビデンスレベルの表記を示した.複数のランダム化比較試

表1　エビデンスレベル

1	システマティックレビュー RCTのメタアナリシス
2	RCT（Randomized clinical Trialを含む）
3	non-RCT
4a	コホート研究
4b	症例対象，横断研究
5	記述研究
6	学会・専門家の意見

表2　推奨グレード

A	行うように勧められる強い科学的根拠がある
B	行うように勧められる科学的根拠がある
C1	行うように勧められる科学的根拠がない
C2	行わないように勧められる科学的根拠がない
D	無効性または害を示す科学的根拠がある

験（Randomized controlled Trial；RCT）について統計手法を用いて結合したメタ分析が最も信頼性が高く，記述的な症例報告や専門家の意見は下位に位置づけられる．

▶推奨グレード

　他方，実際の導入に際しては，臨床研究の科学的な信頼性の程度に加えて，わが国の保険制度，実施に際する設備や環境，費用対効果などを含んだ臨床導入の実行可能性を明示する必要がある．これは推奨グレードと呼ばれ，表2のような表示がなされる．推奨グレードは学会等の責任で発行されている診療ガイドラインに記載されている．
　エビデンスレベルが高いことは推奨グレードを高くする基本的要因であるが，自動的に計算されるものではなく，専門家の会議でコンセンサスとしてとりまとめられたものである．コンセンサス会議には，当該領域に関連する医療者に加えて，統計学者，人文科学者，市民を含んだ構成が求められている．

3 評価と治療

　一般的に診療ガイドラインは，特定の病態に基づく症状に対する治療法が記載されているが，同じ範疇の病態に対する治療効果の程度が比較されているこ

表3 理学療法診療ガイドライン第1版(2011)における評価指標の推奨グレード

- **A** 信頼性,妥当性があるもの
- **B** 信頼性,妥当性が一部あるもの
- **C** 信頼性,妥当性は明確でないが,一般的*に使用されているもの

*「一般的」には学会,委員会等での推奨も含む

とが前提となる.

極端な例として,単に発熱が続いているという症状には多岐の病態があり,当然,その原因によって有効な薬剤が異なる.理学療法では,動作能力の低下に対する機能診断分類が未確立であり,動作能力が低下している要因や程度は異なっている.そのため,エビデンスに基づく理学療法を実行する場合に,まず標準的な評価指標を整理する必要がある.

日本理学療法士協会が発行しているガイドラインでは,表3に示すような3段階で評価指標の推奨グレードを示している.

4 実践活用

▶ エビデンスの適用

個々の対象者にエビデンスを適用するには,以下の5つのステップを実行していく.

❶ 課題の定式化

対象者(patient),介入(interventionまたはexposure),比較(comparison),帰結(outcome)の要素を明確にする.頭文字をとってPI(E)CO(ピコまたはペコ)の作成ともいわれる.

❷ 情報収集

リサーチエビデンスである原著論文,複数のRCT研究を統計的に結合したシステマティックレビュー論文,診療ガイドラインなどの情報を集める.

理学療法に関連の深い情報検索ツールにPEDro(Physiotherapy Evidence Database)[3]があり,37,000以上のランダム化比較試験,システマティックレビ

ュー，臨床実践ガイドラインが収載されている．ランダム化比較試験は，筋骨格系，呼吸循環系，体力トレーニングで多く，神経系，補装具では少ない現状にある．また，論文の信頼性を0〜10の尺度で表しており，8点以上は6〜7%，5点以下が60〜65%程度の分布となっている．

❸ 批判的吟味

批判的吟味は，critical appraisalの和訳であり，appraisalには値踏み，評価などの意味があるように，収集した情報が目前の対象者にとってどれほど親和性・妥当性の高い情報であるかを判断する過程である．

ある病態に特定の治療法が有効であるとする情報であっても，対象者全員に効果がみられることは少なく，大数として比較した場合に相対的に効果的であるということが多い．そのため，目前の対象者は効果がみられた群の条件と類似しているのか，効果がみられなかった例の条件に該当するかを個別に見極める必要がある．このようなサブグループ分析を丁寧に行うことが重要となる．

❹ 適用

対象者に丁寧な説明を行い，同意を得たうえで実行する．

❺ 評価

適用した経過と結果を省察・分析する．

エビデンスの活用と臨床思考過程

エビデンスは，知る，作る，伝える，使う，広めることが必要であり，初学者や経験の浅い臨床家は，現状をよく知ることによって使いこなすことが重要となる．図1には，理学療法における関連診療ガイドラインの理解と活用の流れを示した．まず，安全な理学療法を確実に実行することが求められ，標準的な理学療法を実施するうえで必要な推奨グレードAまたはBの評価尺度を知り，有害事象を含め行わないことが勧められる推奨グレードDを理解する必要がある．次に，効果的な治療方法として推奨されるAまたはBの治療介入方法を理解する．その後，現時点では効果的ともそうでないとも言い切れないC1の治療介入方法についての充分な批判的吟味と個別適用を考慮し，その判断に役立つ臨床帰結を集積し，エビデンス作成に寄与することへつなげていく．

名郷は，医師の臨床思考過程では，尤度比やベイズの定理を使って診断プロセスを解説し，罹患率や相対危険度を用いて予後を示し，相対危険や治療必要

序章 エビデンスの臨床活用

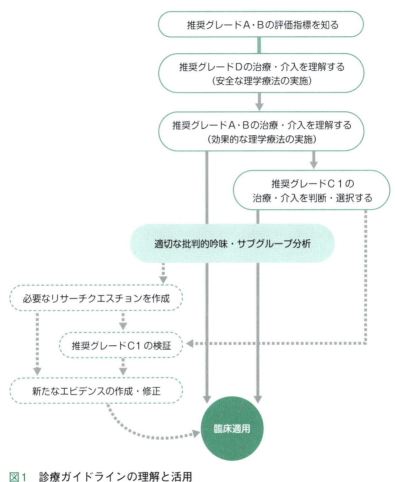

図1　診療ガイドラインの理解と活用

数とその95%信頼区間を用いて治療効果や害を示し，これらのデータを用いて個別の患者への治療プロセスを明らかにすることが広く知られているとしている．他方で，エビデンスを活用するためのEBMが充分に浸透していない要因として，臨床家の行動変容に対する働きかけが充分でなく，教育方法までを検討することが不可欠であると述べている[4]．

長谷川は，すべての医療者が共有できるパートナーシップをもったEBM実践のポイントとして，エビデンスの適切な解釈と統計指標の確認，医療者個人やチームの経験・技能・判断から目の前の患者への適応を検討，患者・家族への情報提供と意向・希望の確認の3つを挙げている．とくに，各論文のエビデンスは対象となった患者群の平均的な結果を示したもので，病態，年齢，患者の背景などは個別に大きく異なるもので，結果の解釈や適用は極めて批判的に行わなければならず，有意差にとらわれることなく各群の実数（および総数に対する％）と絶対リスク低下率（ARR）を必ず確認することを強調している[5]．

　今日では，さらにビッグデータの集積と解析，人工知能（AI）に基づく判断ツールを含め，医療における科学的な基盤は重厚かつ柔軟なものになりつつある．あわせて，遺伝子レベルや再生医療による治療とロボティクスによる医療・介護が進展するなかで，理学療法が科学的かつ柔軟なサイエンスとアートを備えた専門性を多くの対象者に適用していくために，基本的動作に注目した評価指標と機能的な評価・診断分類ならびに標準的な治療法が整備されることが期待される．

文献

1) Guyatt GH : Evidence-based medicine. *ACP Club* **114**：A-16, 1991.
2) Oxman AD, Sackett DL et al : User's guides to the medical literature. How to get started. *JAMA* **270**：2093-2095, 1993.
3) PEDro: https://www.pedro.org.au/（最終閲覧平成29年7月31日）
4) 名郷直樹：EBMの現状と課題．実践的なQ&Aによるエビデンスに基づく理学療法，第2版，医歯薬出版，2015, pp10-26.
5) 長谷川仁志：臨床実践におけるEBMの適応．実践的なQ&Aによるエビデンスに基づく理学療法，第2版，医歯薬出版，2015, pp27-33.

（内山　靖）

I

疾患編

脳卒中―急性期

評価，治療/介入のエッセンス

標準的な評価指標には何がありますか？

SIAS，NIHSS，FMAが普及しており，脳卒中患者の総合評価として推奨される．また，脳卒中患者のADLの評価指標としてmRSが推奨される．

推奨される治療/介入には何がありますか？

脳卒中ユニットのような多職種によるチーム医療が組織化されたシステムのなかで，全身管理に応じて早期理学療法を開始し，徐々にリハ量を増加させ集中的に介入することが望まれる．その際，痙縮や麻痺側肩関節管理などの急性期特有の病態に留意すべきである．なお，発症後24時間以内の離床については，画一的に実施すべきではない．

疾患概要

　脳卒中は突然の局所的な脳血流遮断による神経障害を引き起こす疾患である．脳動脈の狭窄や閉塞により脳組織が壊死する脳梗塞は，動脈内に血栓が形成されるアテローム血栓症や心臓由来または心臓を経由した栓子が脳動脈を閉塞する心原性脳塞栓症に起因する．脳出血は高血圧性脳出血やくも膜下出血など血管破裂に由来し，脳実質内に血腫を作り頭蓋内圧亢進や脳浮腫により脳組織が傷害を受ける．

　神経障害は傷害部位により様々な症状が出現する．意識障害や運動麻痺，感覚障害，言語障害，高次脳機能障害，嚥下障害などの症状がみられ，日常生活活動(ADL)の制限，生活の質(QOL)の低下に直結している．

　生命の恒常性維持が目的となる超急性期では，呼吸循環代謝系の全身管理とともに，原因療法として血栓溶解療法や血管内治療，抗凝固療法や脳浮腫，頭蓋内圧亢進制御さらには外科的治療が実施される．

　身体的回復は直線的ではなく，発症後6カ月以内に著しい回復を認め，半数の患者が機能的に自立する．発症後1週間以内では2/3の患者は介助なしには歩けないが，3カ月後には運動障害が残存しながらもそのうちの95％が自立する[2]．

　脳卒中は2011(平成23)年以降，死因の第4位にあり，2015(平成27)年では全死亡者数の約9％，114,000人にあたる．患者数は2014(平成26)年の患者調査では1,179,000人にのぼる主要な疾患である．

標準的な評価指標(表1)

❶ SIAS (Stroke Impairment Assessment Set)(表2)

[推奨グ:B], [推奨E:4]*(文献3). 麻痺側運動機能, 筋緊張, 感覚, 関節可動域, 疼痛, 体幹機能, 高次脳機能, 非麻痺側機能からなる機能障害の総合評価である. 各項目0点から3〜5点で評価する. 得点が低いほど重症. 信頼性, 妥当性の裏付けが整っている.

❷ NIHSS (National Institutes of Health Stroke Scale)

[推奨グ:B], [推奨E:4](文献3). 意識, 瞳孔反射, 注視, 視野, 顔面神経, 上肢運動, 下肢運動, 足底反射, 失調, 感覚, 無視, 構音, 失語症を0点から2〜4点で評価する. 総得点は0〜42点で得点が高いほど重症. 許容範囲の信頼性, 妥当性, DVD教材の多検者間信頼性が報告されている.

❸ mRS (modified Rankin Scale)

[推奨グ:B], [推奨E:3](文献3, 4). 脳卒中患者の社会的不利益と行動の制限をgrade0(まったく症候がない)からgrade5(重度の障害)の6段階で評価する簡便性にすぐれたスケールである. 本尺度は基本的なADLや手段的ADLを包含する評価指標であり, FIM (r = − 0.8894)やBarthel Index (r = − 0.8856)とは強い相関関係を認める.

➡ FIM:21頁, FMA:15頁参照.

表1 推奨される評価の長所・課題

	長所	課題
❶ SIAS	・信頼性が高い ・普及している	
❷ NIHSS	・信頼性が高い ・普及している	
❸ mRS	・簡便である	・リハ領域では限定的に活用

*注
本書では, [推奨グ]:推奨グレード, [推奨E]:推奨エビデンスを示す.

表2 SIAS（項目のみ抜粋）

〈麻痺側運動機能〉	
1）上肢近位（Knee-mouth test）：座位において患肢の手部を対側膝（大腿）上より挙上し，手部を口まで運ぶ．この際，肩は90°まで外転させる．そして，膝上まで戻す．これを3回繰り返す．肩，肘関節に拘縮が存在する場合は可動域内での運動をもって課題可能とする．	5点
2）上肢遠位（finger-function test）：手指の分離運動を，母指〜小指の順に屈曲，小指〜母指の順に伸展することにより行う．	5点
3）下肢近位（股）（hip-flexion test）：座位にて股関節を90°より最大屈曲させる．3回行う．必要ならば座位保持のための介助をして構わない．	5点
4）下肢近位（膝）（knee-extension test）：座位にて膝関節を90°屈曲位から十分伸展（-10°程度まで）させる．3回行う．必要ならば座位保持のための介助をして構わない．	5点
5）下肢遠位（foot-pat test）：座位または臥位，座位は介助しても可．踵部を床につけたまま，足部の背屈運動を強調しながら背屈・底屈を3回繰り返し，その後なるべく早く背屈を繰り返す．	5点
〈筋緊張〉	
6）上肢筋緊張　U/E muscle tone：肘関節を他動的に伸展屈曲させ，筋緊張の状態を評価する．	3点
7）下肢筋緊張　L/E muscle tone：膝関節の他動的伸展屈曲により評価する．	3点
8）上肢腱反射　U/E DTR（biceps or triceps）	3点
9）下肢腱反射　L/E DTR（PTR or ATR）	3点
〈感覚〉	
10）上肢触覚　U/E light touch（手掌）	3点
11）下肢触覚　L/E light touch（足底）	3点
12）上肢位置覚　U/E position（母指 or 示指）指を他動的に運動させる．	3点
13）下肢位置覚　L/E position（母趾）趾を他動的に運動させる．	3点
〈関節可動域・疼痛〉	
14）上肢関節可動域　U/E ROM：他動的肩関節外転を行う．	3点
15）下肢関節可動域　L/E ROM：膝伸展位にて他動的足関節背屈を行う．	3点
16）疼痛　pain：脳卒中に由来する疼痛の評価を行う．既往としての整形外科的（腰痛など），内科的（胆石など）疼痛は含まない．また，過度でない拘縮伸張時のみの痛みも含まない．	3点
〈体幹機能〉	
17）垂直性　verticality test	3点
18）腹筋　abdominal MMT：車椅子または椅子に座り，臀部を前にずらし，体幹を45°後方へ傾け，背もたれによりかかる．大腿部が水平になるように検者が押さえ，体幹を垂直位まで起き上がらせる．検者が抵抗を加える場合には，胸骨上部を押さえること．	3点
〈高次脳機能〉	
19）視空間認知　visuo-spatial deficit：50cmのテープを眼前約50cmに提示し，中央を健側指で示させる．2回行い，中央よりずれの大きい値を採用する．	3点
20）言語　speech：失語症に関して評価する．構音障害はこの項目に含めない．	3点
〈健側機能〉	
21）握力　gripstrength：座位で握力計の握り幅を約5cmにして計測する．健側の具体的kg数を記載すること．参考として．	3点
22）健側大腿四頭筋力　quadriceps MMT：座位における健側膝伸展筋力を評価する．	3点

臨床での活用　SIASは各項目の評価結果をレーダーチャートにプロットすることにより，患者の障害像をイメージしやすくなる．また麻痺側運動機能の項目のみでもBrunnstrom StageやADLと相関があることがわかっている．さらにSIASを評価項目に追加すると退院時機能予測が向上するといわれている．

推奨される治療/介入の方法

❶脳卒中ユニット

推奨グ：A，**推奨E：A**（文献1）．脳卒中ユニットは脳血管障害患者に特化した多職種で構成される系統的な急性期医療チームである．本チームは初期緊急処置とモニタリング，診断とそれに基づく治療を開始する．そして急性期管理として病態生理学的管理，様々な神経学的障害への対応，早期離床を主導する理学療法の開始や褥瘡対策を主とする急性期看護ケアを実施する．チームは綿密な情報交換のもと，共通の短期・長期目標を設定して，課題を解決しながら目標に向かって協働する組織である．自宅への退院，もしくは回復期リハへの方向性も入院初期から検討される．これらの組織的治療により遺伝子組み換え組織プラスミノゲン・アクティベータ静脈療法の試行率の上昇（0.9％から5.2％），発症後5年時の死亡率（脳卒中ユニット59.1％ vs 一般病棟70.9％）の低下，発症後5年時での在宅率（脳卒中ユニット34.5％ vs 一般病棟18.2％）の増加，手段的ADLの改善（有意にFAI30点以上）を図ることができる．

❷早期理学療法

推奨グ：B，**推奨E：B**（文献6）．集中治療室や脳卒中ユニットなどでの早期介入がトレンドとして推進されてきた．厳格な全身管理のもと，早期離床をはじめ，ベッドサイドでの起立や歩行練習など，人工呼吸器が挿入されていても実施する効果が認められていた．しかし，発症後24時間以内に開始された早期離床群の予後を検討した研究によると，明らかな効果を認めず，むしろ死亡などの副作用が有意に大きいとする研究が発表された．これは集中治療室などに収容されている重篤な初期病態にある患者には，介入することによる利益と不利益を充分に考慮しなければならないことを指摘している．さらに実施にあたって全身状態の把握を怠らないことが求められるであろう．ただし，急性期の肺合併症予防対策として呼吸理学療法を導入することは推奨されている．

❸集中的リハ量

推奨グ：B，**推奨E：1**（文献7）．脳卒中後の神経機能回復は再学習のプロセスである．神経系の可塑性の誘導には充分な量と繰り返しの運動学習が必要である．全身状態が許容される範囲で評価に基づく至適運動量が決定される．英国の診療ガイドラインでは急性期には少なくとも週5日，一日45分以上のリハ治療時間を推奨している．わが国でも充分な量を提供することが推奨され，一日3時間程度が推奨されている．後ろ向き観察研究では3時間の実施群と3.5

時間以上実施した群との比較では，主要帰結尺度がADLで有意な差は認めなかった，と報告されている．理学療法士は治療に際して細心のフィジカルアセスメントにより治療が過負荷になり，全身状態を増悪させることがないように心がけながら，最大効果を引き出すように充分な量を担保すべきである．

❹麻痺側肩関節管理

推奨グ：B , 推奨E：2 （文献4）．弛緩期では上腕骨頭を肩甲骨関節窩に固定する筋群の筋緊張低下により，上腕骨の重量だけで容易に亜脱臼を引き起こす原因となる．したがって，上腕骨と肩甲骨の解剖学的アライメントに注意しながら関節可動域運動を実施し，麻痺側肩の疼痛予防，軽減を図っていくことが大切である．頭上で滑車運動を実施することは肩の疼痛を生じさせる危険性が最も高く，避けるべきである．亜脱臼に伴う肩痛や肩手症候群の予防として，三角巾をはじめとする装具がしばしば急性期には使用されている．しかしこれは，上肢を固定し，自発的な運動を損なう恐れも指摘されている．筋緊張の回復程度により使用を中止することは必要で，それまでの装具利用については欠点を充分に考慮しつつ活用することが求められる．機能的電気刺激は疼痛軽減に一定の効果を認めている．最も共通して治療する筋群は棘上筋と三角筋である．週5日，一日あたり6時間を6週間，周波数は35-60Hzで実施するのが一般的である．

❺ファシリテーションテクニック

推奨グ：C , 推奨E：2 （文献1）．Bobath法，neurodevelopmental exercise (Davis)，PNF (Proprioceptive neuromuscular facilltation)法，

臨床での活用 チーム医療を得意とするリハが，その力を最も発揮できる疾患が脳卒中であろう．急性期リハでは，明確な治療方針のもと，救命そして全身管理を最優先として取り組まれる．理学療法はこうしたリスク管理の制約のなかで，心身機能やADL，そしてQOLに関して最大限の効果を引き出すように関わることが期待される．近年，回復期では非麻痺側を抑制し麻痺側上肢を強制使用させることにより，麻痺側上肢機能を改善させる治療法や歩行補助ロボットを用いた歩行練習の治療効果を示すエビデンスが集積されつつある．急性期のうちから，これらの治療法をいかす配慮，例えば痙縮管理などを理学療法のなかで位置づけ，質の高い診療を実行していくことが求められる．

Brunnstrom法のファシリテーション手技はいまだ効果が確立していない．そのなかでBobath法はその優位性を立証する研究も散見される．また，将来的に新たな治療法が開発されるであろう質の高いランダム化比較試験によって，効果を立証し，システマティックレビューにてその効果が確立することが期待されている．

文献

1) 小島　肇：脳卒中—急性期．EBPT第2版，2015，pp50-62．
2) Wade DT, et al：Functional abilities after stroke：measurement, natural history and prognosis. *J Neurol Neurosurg Psychiatry* **50**：177-182, 1987.
3) 日本脳卒中学会脳卒中ガイドライン委員会：脳卒中治療ガイドライン2015，協和企画，2015．
4) 理学療法診療ガイドライン部会：理学療法診療ガイドライン第1版(2011)，日本理学療法士協会，脳卒中；pp381-463，2011．
5) 永田誠一：Fugl-Meyer評価法(FMA)．作療ジャーナル **38**：579-586，2004．
6) Canadian Stroke Best Practice Recommendations：Acute Inpatient Stroke Care Guidelines, Update 2015. *Int J Stroke* **11**：239-252, 2016.
7) Wang H et al：Daily Treatment Time and Functional Gains of Stroke Patients During Inpatient Rehabilitation. *PM R* **5**：122-128, 2013.

〔小島　肇，山形哲行〕

2 脳卒中—回復期

評価，治療/介入のエッセンス

Q1 標準的な評価指標には何がありますか？

A 身体機能の評価としてFMA，帰結の評価指標としてFIMが推奨される．また，高次脳機能の評価指標として，JSS-DE，CAT，BADSが用いられることがある．

Q2 推奨される治療/介入には何がありますか？

A 集中的な理学療法の実施時間を増やすこと，上肢のCI療法や下肢への課題反復型の練習が推奨される．また，有酸素運動能力や下肢筋力の増強をめざす介入，応用歩行能力に通じる二重課題を課した介入も推奨される．なお，行わないことが強く推奨される事項はない．

疾患概要

　脳卒中による機能障害は運動機能であれば3カ月，動作能力であれば6カ月まで回復の幅が大きい．回復期理学療法の治療効果は重症度によって異なり，最重症と軽症よりも中等症での変化の幅が大きい．機能的予後は，脳画像の病巣部位と大きさから脳の機能的可塑性が予測され，日常生活活動（ADL）自立の予測のポイントは年齢，脳損傷の大きさ，神経症候や麻痺の重症度，病前ADLとなる．なお，疫学的にみると機能的予後は脳梗塞のほうが良い．
　一次障害としての質的な運動麻痺は，中枢神経系の損傷と皮質脊髄路の変化で運動単位の随意的な動員ができにくくなること，皮質網様体脊髄路など他の運動路の影響も重なって伸張刺激への過剰反応で筋緊張が亢進することによる．二次的障害として，身体を動かさないことで筋の伸張制限ないしは拘縮が生じ，さらに麻痺した部位の不使用により関節運動を支配する大脳エリアの機能的後退が起こり，運動麻痺は悪化していく[1]．中枢神経の再組織化に向けて，回復期では①残存している皮質脊髄路の興奮性，②皮質間ネットワークの興奮性，③シナプスの伝達効率の向上を促す働きかけが求められる[1]．そのために運動刺激，感覚刺激，認知刺激，経頭蓋磁気刺激などを入力する介入が効果的となる．その他，知覚障害，麻痺側肩の有痛性障害，嚥下障害，構音障害，高次脳機能障害，情動障害，末梢血管運動調節機能の障害，心血管系の予備能の低下，骨格筋量の減少などが治療の課題となる．

標準的な評価指標(表1)

❶ WMFT (Wolf Motor Function Test)

推奨グ：A．上肢の運動と物品操作の機能特性を評価する15項目からなる指標である．機能の程度には遂行時間と巧緻性を含む．各項目得点は0〜5点，合計範囲は0〜75点となり，値が高いほど上肢機能が優れていることを示す．各項目課題の遂行時間も最大120秒まで測定され合計される．秒数は少ないほど上肢機能が優れていることを示す．

❷ FMA (Fugl-Meyer Assessment) (表2)

推奨グ：A (文献3)．上肢と下肢の運動，バランス，感覚，関節可動域・疼痛からなる総合的機能評価として使用される．ほとんどの項目は3段階(0〜2点)，一部は2段階(0, 2点)で得点化され，合計得点範囲は0〜226点となる．値が高いほど機能程度が高度である(機能形態障害が少ない)ことを示す．

❸ MAS (modified Ashworth Scale)

推奨グ：B (文献2,3)．筋緊張の亢進の程度を関節の被動性抵抗で測定する．グレード0(筋緊張の増加なし)からグレード4(関節を他動的に動かせない)までの6段階で，グレードが高いほど筋緊張の性質としての痙縮が高度であることを示す．

❹ DGI (Dynamic Gait Index)

推奨グ：A．二重課題法による評価は有意義であり(文献3)，地域での生活自立を下支えする歩行能力の評価となる．8つの歩行課題を項目とし，各項目は4段階(0〜3点)で得点化され，合計得点範囲は0〜24点となる．値が高いほど快適速度での歩行中の課題要求に対する歩行修正能力が高度であることを示す．

その他，回復期では多職種からの評価レポートを理解することも必要で，脳卒中後のうつ状態，半側空間無視，注意障害，遂行機能障害の評価について知っておくと役に立つ〔脳卒中感情障害(うつ・情動障害)スケール(JSS-DE)，行動性無視検査(BIT；Behavioural Inattention Test)，CAT；Clinical Assessment for Attention，BADS；Behavioural Assessment of the Dysexecutive Syndrome〕．

➡ SIAS, NIHSS：9頁，FIM：21頁参照．

表1 推奨される評価の長所・課題

	長所	課題
❶ WMFT	・信頼性が高い ・反応性やMDC, MCIDが報告されている	・検査道具が一般化されていない.
❷ FMA	・信頼性が高い ・反応性やMDC, MCIDが報告されている	・煩雑である
❸ MAS	・概ね5分以内に評価可能	・評価筋により信頼性が異なる. 筋以外の軟部組織由来の制限の影響を受ける
❹ DGI	・二重課題処理能力を含めて評価可能 ・反応性やMDCが報告されている	・脳卒中患者を対象としたMCIDの報告はない

MDC＝minimal detectable change（最小可検変化量）
MCID＝minimal clinically important difference（臨床的に有意な最小差）

表2 FMA（項目のみ抜粋）

＜上肢＞
　A. 肩/肘/前腕
　　Ⅰ. 反射
　　Ⅱ. 屈筋・伸筋共同運動
　　Ⅲ. 屈筋・伸筋共同運動の混合動作
　　Ⅳ. 共同運動を脱した動作
　　Ⅴ. 正常反射
　B. 手関節5動作
　C. 手指7動作
　D. 協調運動・スピード
＜下肢＞
　E. 股/膝/足関節
　　Ⅰ. 反射
　　Ⅱ. 屈筋・伸筋共同運動
　　Ⅲ. 座位2動作
　　Ⅳ. 立位2動作
　　Ⅴ. 正常反射
　F. 協調運動・スピード
　G. バランス7動作
　H. 感覚
　　a. 触覚4部位
　　b. 位置覚8部位
　I. 関節可動域・疼痛
　　a. 他動的関節可動域22関節
　　b. 運動時関節痛22関節

> **臨床での活用**
>
> 　脳卒中後の中枢神経系の破綻による一次障害と，筋骨格系などに生じる二次的障害からなる障害像を捉えるうえで，多くの評価や検査を行う必要があり，それらの統合と解釈には難渋することが少なくない．
>
> 　回復期に移行する頃には意識障害の改善に伴い積極的な介入が可能となる一方で，意識障害の存在で表面化していなかった高次脳機能障害による問題が顕在化してくる．また患者が自己のおかれた状況を認識し，抑うつを呈したり介入へ否定的態度を示すことがある点について理解と配慮が必要である．特に高次脳機能に関する評価は，机上での結果と実際の動作や行為に乖離が生じることがある．例えば，移乗動作の際のブレーキやフットレストの操作忘れや，歩行時に障害物や人にぶつかってしまいそうになることが観察される場合，半側空間無視によるものなのか視野障害によるものなのか，それとも分配性注意機能の問題なのか，他職種との意見交換を密に行い原因となる要因を明確にし，介入内容の検討につなげることが肝要である．
>
> 　さらに，高齢患者の増加に伴い，理学療法実施中のリスクマネジメントのため慢性疾患の併存状態や心血管系の機能の把握は必要不可欠である．退院後の転倒や虚弱化を予見して，バランス機能や体力に関する評価も求められる．

推奨される治療/介入の方法

❶介入時間の確保

推奨グ：B　推奨E：2（文献2）．移動，セルフケア，嚥下，コミュニケーション，認知などの複数領域に障害が残存した例では，より専門的かつ集中的に行う回復期リハを実施することが勧められる．時間が長いほど，FIMの改善，自宅退院率の向上，回復期病棟在院日数の短縮が得られる．

❷麻痺側上肢への課題反復

推奨グ：A〜B，推奨E：1〜2（文献2）．上肢に対する運動負荷を積極的に繰り返し，特定の動作の反復を行うことが重要で，Constraint-induced movement therapy（CI療法），ミラーセラピー，手関節背屈に対する電気刺激，随意運動介助型電気刺激，ロボット装置を用いた感覚運動トレーニング，促通反復療法などが上肢機能の向上に有効である．有害事象として肩の痛みの発生に注意が必要である．

❸痙縮

推奨グ：A〜B，推奨E：1〜2（文献2）．痙縮による関節可動域制限にはボツリヌス療法が強く勧められ，高頻度の経皮的電気刺激も勧められる．

❹麻痺側肩

推奨グ：B，推奨E：2（文献2）．麻痺側肩の可動域制限に対する関節可動域運動や，亜脱臼に対する機能的電気刺激，肩痛の予防に対するスリングの使用も視野に入れる．

❺立位動作

推奨グ：A，推奨E：1（文献2）．起立・着座や歩行練習の量を多くすることが強く推奨される．

❻歩行練習

推奨グ：B，推奨E：1〜2（文献2）．内反尖足に対する短下肢装具，筋電バイオフィードバック，免荷歩行機器を用いたトレッドミル上での歩行練習，機能的電気刺激療法や歩行補助ロボットを活用した歩行練習，サーキットトレーニングが求められる．また，有酸素運動，課題志向型トレーニングや二重課題トレーニングも効果的である．

❼ADL課題の練習

推奨グ：A，推奨E：1（文献2）．ADL能力向上のために，集中的な理学療法や作業療法を行い，その時間を増やすことと課題反復型の練習が効果的で，

強く勧められる．歩行課題では，屋外の歩行の推進につなげるために様々な路面形状で必要距離を歩行する経験や，周辺環境に対処しながら歩行を遂行する二重課題処理能力がポイントになる（文献4）．

❽体力の向上

推奨グ：A ， 推奨E：2 （文献2）．トレッドミルや自転車エルゴメーターでの有酸素運動と下肢筋力増強を組み合わせたプログラムで，最大酸素摂取量や歩行能力を有意に改善させることができる．

❾低栄養の評価

推奨グ：A （文献2）．嚥下障害に関連した低栄養状態が多く認められ，多職種で連携することが勧められる．栄養は血清アルブミン値や体重減少率から把握する．その他にはアルブミン値，リンパ球数，総コレステロール値から算出される Controlling Nutritional Status（CONUT）も用いられる．血清アルブミン値は炎症反応が高いと低値となるため，炎症反応に関連したものか，低栄養状態を反映したものかの見極めが必要である．

❿認知障害の把握

推奨グ：B （文献2）．半側空間無視，注意障害，遂行機能障害，情緒行動障害，うつ状態などについて評価を行うことが勧められる．治療効果や日常生活への汎化については充分なエビデンスには至っていないが，回復期患者の問題解決のために把握は欠かせない．

臨床での活用　脳卒中では，例えば歩行障害が重度であれば，長下肢装具を用いた歩行練習を早期から開始すると同時に，機能的電気刺激療法や部分免荷トレーニング，ロボット技術を利用したアシストシステムの導入も治療効果を高める可能性がある．また歩行障害が中等度であれば，課題志向型トレーニングや二重課題トレーニングの効果も期待される．歩行障害が軽度であれば，退院後の屋外歩行につながる課題の設定が重要である．より課題志向的で同時課題処理を課すような運動学習を進めながら，実際場面での経験を重ねることが重要と考える．

文献

1) 原田和宏：脳卒中－回復期．EBPT 第2版，2015，pp63-74．
2) 理学療法診療ガイドライン部会：理学療法診療ガイドライン第1版（2011），日本理学療法士協会，脳卒中；pp381-463，2011．

（原田和宏，井上　優）

3 脳卒中—慢性期

評価, 治療/介入のエッセンス

 標準的な評価指標には何がありますか？

ADLと介護量の評価としてFIMが，ADL阻害因子の総合的分析にSIASが推奨される．ADLにも関連するQOL評価としてSF-36が，介護負担感の評価としてZarit介護負担感尺度が推奨される．

 推奨される治療/介入には何がありますか？

ADLの改善には課題志向型あるいは課題特異型アプローチが推奨される．体力維持・増進，再発予防には有酸素運動と筋力増強運動を組み合わせたトレーニングが推奨される．機能的な歩行や転倒予防には装具療法が推奨される．運動機能の改善にはバイオフィードバック療法，CI療法が推奨される．在宅理学療法は，患者のみならず介護者の主観的幸福感にも良好な影響を与える．なお，行わないことが強く推奨される事項はない．

疾患概要

脳卒中慢性期は，リハが中心となる発症後1カ月以降とされるが，発症後約6カ月を経過した以降とすることもある．科学的に理学療法を考えていくには，発症からの期間を基準に病期を考えるのではなく，表出している障害像が安定後の脳傷害に一致している時期とするほうが，エビデンスのある評価や介入が行いやすい．

急性期，回復期では脳の可逆性や可塑性，積極的なリハによって，機能・能力が目覚ましく回復してきたのに対し，慢性期は，脳の可逆的，可塑的回復が乏しく，急性期・回復期リハでも奏効しなかった様々な心身機能障害が残存している．基本的に神経学的症状は固定化されていると考えられるが，何もしない状態は運動量の低下をきたし，廃用症候群を生じ，加齢による身体機能の低下も加わり，結果的に寝たきり状態となることもある．このため，慢性期でも積極的にリハを行う必要があり，その効果は，廃用症候群の予防，能力の維持にとどまらず，機能の向上も認められる．また長期入院することで，運動量やバリアの不足，役割の喪失などが生じる可能性もあり，可能な限り早期に生活の場に退院し，バリアや役割を体験していくことも必要である．

標準的な評価指標(表1)

❶FIM(Functional Independence Measure);機能的自立度評価(表2)

推奨グ：A（文献2, 3）．ADLの評価指標として臨床場面で頻繁に使用され，信頼性，妥当性ともに高いとされる（文献4）．FIMは「しているADL」で測定する．採点項目には運動13項目と認知5項目（各項目1～7点で1点が全介助，7点が完全自立）があり，ADLに大きく影響する認知機能との関係も評価できる．また慢性期で重要になる「介護量」が評価できるのも特徴である．

❷SF-36(Short-form 36-item)

推奨グ：A（文献2, 3）．身体的，精神的な機能障害が長期にわたり残存する慢性期では，Quality of Life（QOL）の低下をきたしやすい．SF-36は健康関連QOL評価尺度で，身体機能，日常役割機能（身体），体の痛み，全体的健康感，活力，社会生活機能，日常役割機能（精神），心の健康の8つの概念に分けられた計36の質問項目（項目により選択肢は3～6）がある．スコアリングプログラムが用意されており，50点を国民標準値とし0～100点で表示できるが，版権が必要であり，評価にも時間がかかる．

❸J-ZBI (Zarit Caregiver Burden Interview)；Zarit介護負担感尺度日本語版

推奨グ：B（文献3）．Zarit介護負担感尺度は，22の質問項目を0（思わない）から4（いつも）の5段階で評価するが，臨床では8つの質問項目に短縮したZarit介護負担感尺度日本語短縮版が実用的である．短縮版のカットオフ値として，32点満点中13点以上で介護負担感が大きいとされている（文献5）．

➡ SIAS：9頁，BBS：147頁，TUG：154頁参照．

表1 推奨される評価の長所・課題

	長所	課題
❶FIM	・信頼性が高い ・普及している	・特別な機器や技術を要する
❷SF-36	・信頼性が高い	・煩雑である ・版権が必要
❸J-ZBI	・簡便である ・特別な機器や技術を要しない	・あまり普及していない

表2 FIMの評価項目

大項目	中項目	小項目
1 運動項目	1）セルフケア	① 食事
		② 整容
		③ 清拭（入浴）
		④ 更衣（上半身）
		⑤ 更衣（下半身）
		⑥ トイレ動作
	2）排泄コントロール	⑦ 排尿管理
		⑧ 排便管理
	3）移乗	⑨ ベッド・椅子・車椅子
		⑩ トイレ
		⑪ 浴槽・シャワー
	4）移動	⑫ 歩行・車椅子
		⑬ 階段
2 認知項目	5）コミュニケーション	⑭ 理解
		⑮ 表出
	6）社会的認知	⑯ 社会的交流
		⑰ 問題解決
		⑱ 記憶

> **臨床での活用**　脳卒中における地域連携を考えた場合，慢性期の評価指標は連携する急性期，回復期病院と同じものを使用し，急性期，回復期からの機能・能力の変化を同一基準で経時的に把握する必要がある．FIMは得点のみではなく，SIAS，BBS，TUGなどの結果を統合して機能的問題点も明確にし，ADL向上のための治療方針を検討する．また，介護者の介護負担をJ-ZBIなどで客観的に把握し，その負担がどのような機能障害，能力障害，ADL能力低下と関連しているのかを評価して治療に結びつけることは極めて重要である．これらの評価から，患者のQOL向上や介護力に見合ったADL能力獲得を目標として設定する．

推奨される治療／介入の方法

❶課題志向型・課題特異型アプローチ

推奨グ：B ， 推奨E：2 （文献6）．わが国のガイドラインでは，課題志向型あるいは課題特異型アプローチがADL能力の維持向上に有効であるという記述は見当たらないが，「アメリカ脳卒中ケアガイドライン（文献6）」ではこれを推奨している．必要な環境で必要な機能を発揮するように工夫した課題を設定し，自発的な運動を促しながら，その難易度を漸増させるこれらのアプローチは，運動機能とADLを結びつけるのに有効である．

❷有酸素運動と筋力増強運動を組み合わせたトレーニング

推奨グ：A ， 推奨E：4 （文献2）．トレッドミル歩行，エルゴメータなどの有酸素運動と筋力増強を組み合わせたトレーニングは，最大酸素摂取量と歩行能力を改善させる．慢性期に生じる活動性低下に伴う廃用症候群などを防止し，体力を維持していくのに必要なトレーニングである．また，このトレーニングにより収縮期血圧の低下，耐糖能の改善も認めており，脳卒中の再発リスクの低減にも貢献する（文献7）．

❸装具療法

推奨グ：A ， 推奨E：2 （文献2）．慢性期の歩行能力の向上には，前方支柱付AFOが有効であるという報告が多い．歩行時の下肢荷重が改善し，機能的な歩行と転倒予防に効果が認められている（文献8）．

❹バイオフィードバック療法

推奨グ：A ， 推奨E：1 （文献2）．筋電図バイオフィードバック療法は神経筋再教育や筋力の改善に効果的であるとしている（文献9）．しかしこれらには神経学的な改善についての言及はなく，その効果も短期的であるとされている．電気角度計や視覚・聴覚バイオフィードバックは，歩容の改善に有効であるとされる．

❺CI療法(constraint-induced movement therapy)

推奨グ：B ， 推奨E：2 （文献2）．慢性期におけるCI療法は，上肢機能の改善に効果的で，その効果の裏付けとして感覚運動野の増大も確認されている．これは慢性期でも理学療法によって脳可塑性が生じ，中枢性運動障害の改善を神経学的な機能の再組織化としてとらえることができる．ただし脳の可塑性については脳機能画像などによる確認が必要で，理学療法を実施すれば必ず脳可塑性が生じるといった極端な考えは慎むべきである．

❻在宅理学療法

推奨グ：B，推奨E：2（文献2）．訪問リハは，日常生活での問題点を把握しやすく，在宅での適切な治療方針を構築する．訪問リハで患者・家族教育，情報提供を行うことで，介護者の心理的負担が軽減し，主観的幸福感に良好な影響を与えたとする報告もある．

> **臨床での活用**
> 慢性期の治療では，症候や障害をもちながら長く生活していくための，あるいは患者が希望する生活を実現するための体力の維持・向上，再発予防にも着目しなければならない．複合的理学療法は，体力を維持し，再発リスクの低減に寄与する．複合的理学療法の有酸素運動は，トレッドミル歩行やエルゴメータに限らず，ADLや患者が望む生活のなかで，課題特異的にあるいは課題指向的に行うのも有効である．こうすることで，生活で活用できる体力，筋力を身に付けることが可能となる．また，課題特異的・課題指向的に有酸素運動を行う際，装具療法やバイオフィードバック療法もトレーニングメニューに組み込むことで，さらに効果をあげることが期待される．

文献

1) 石倉　隆：脳卒中―慢性期．EBPT第2版，2015，pp75-87．
2) 理学療法診療ガイドライン部会：理学療法診療ガイドライン第1版（2011），日本理学療法士協会，脳卒中；pp381-463，2011．
3) 理学療法診療ガイドライン部会：理学療法診療ガイドライン第1版（2011），日本理学療法士協会，地域理学療法；pp1083-1135，2011．
4) Pollak N et al：Reliability ans validity of the FIM for persons aged 80 years and above from a multilevel continuing care retirement community. *Arch Phys Med Rehabil* 77：1056-1061, 1996.
5) Arai Y et al：Reliability and validity of the Japanese version of the Zarit Caregiver Burden Interview. *Psychiatry Clin Neurosci* 51：281-287, 1997.
6) Elaine LM et al：Comprehensive overview of nursing and interdisciplinary rehabilitation care of the stroke patient：a scientific statement from the American Heart Association. *Stroke* 41：2402-2448, 2010.
7) Potempa K et al：Physiological outcomes of aerobic exercise training in hemiparetic stroke patients. *Stroke* 26：101-105, 1995.
8) Hung JW et al：Long-term effect of an anterior ankle-foot orthosis on functional walking ability of chronic stroke patients. *Am J Phys Med Rehabil* 90：8-16, 2011.
9) Schleenbaker RE, Mainous AG 3rd：Electromyographic biofeedback for neuromuscular reeducation in the hemiplegic stroke patient：a meta-analysis. *Arch Phys Med Rehabil* 74：1301-1304, 1993.

（石倉　隆）

4 パーキンソン病

評価, 治療 / 介入のエッセンス

標準的な評価指標には何がありますか？

Hoehn & Yahr stage, 修正版 Hoehen & Yahr が一般的に使用され, 重症度分類として推奨される. また, 帰結の評価指標として UPDRS, パーキンソン病患者の QOL を測定するものとして PDQ-39 が推奨される.

推奨される治療 / 介入には何がありますか？

複合的理学療法が推奨される. またトレッドミル練習, 筋力増強, バランス運動, 外的刺激, 有酸素運動も歩行やバランス, 体力増強に効果があり, 推奨される. なお, 行わないことが強く推奨される事項はない.

疾患概要

　中脳黒質ドパミン作動性ニューロンの変性脱落により, 主に中年以降に発症する神経変性疾患である. 病因は加齢, 環境因子, 遺伝的要因などを含めて多くの研究が進行中である. 有病率は 120〜150/10 万人であり, 加齢とともに増加し, わが国には 15〜18 万人の患者がいると推定される.

　主症状は, 振戦, 筋固縮, 無動・寡動, 姿勢反射障害, 歩行障害などであり, 病態の進行に伴い, すくみ足, 不随意運動の発現, 薬物の長期服用後の Wearing-off 現象や On-off 現象などが顕在化する. また精神症状として, うつ症状, 幻覚, 認知障害など, それぞれの症状が組み合わさって生じることは稀ではない.

　治療は薬物療法が第一義的である. 個別的指導が不可欠であり, 患者の年齢や社会的要求度, 知的機能の障害の有無を考慮して薬物治療を開始し, 運動機能を維持するための理学療法などの併用, 長期レボドパ投与症候群の併発を視野に入れた長期治療計画が求められる. パーキンソン病自体は緩徐進行性の疾患である. 一般的に振戦が主症状であれば進行は遅く, 動作緩慢・寡動が主症状であれば進行が速い. 薬物療法などの適切な治療を行えば, 通常発症後 10 年程度は普通の生活が可能である. それ以後は, 介助が必要な段階になる場合もある. 生命予後としては決して悪くはなく, 平均寿命は一般人と比較して 2〜3 年短いだけといわれる.

標準的な評価指標（表1）

❶ UPDRS (Unified Parkinson's Disease Rating Scale)；パーキンソン病統一スケール（表2）

推奨グ：A（文献2）．パーキンソン病の帰結評価指標として，臨床場面や多くの治療試験で頻繁に使用される．Part 1～4の各partには合計42の検査項目があり，各項目は0（正常）～4（重症）点の5段階で評定する．また左右別に検査する項目もある．合計得点が大きいほど重症である．

❷ PDQ-39 (Parkinson's Disease Questionnaire)；パーキンソン病質問票

推奨グ：A（文献2）．パーキンソン病患者の健康関連quality of life（QOL）を測定する質問票として用いられる．39の質問項目があり，この1か月で各項目がどの程度の頻度あったかを質問する．各項目は0（一度もない）～4（いつもある，または全くできない）点の5段階で評定する．合計得点が大きいほどQOLは低いことになる．

❸ Hoehn & Yahr stage（Hoehn & Yahrの重症度分類）

推奨グ：B（文献2）．5段階の重症度分類として最も頻繁に使用されているが，信頼性や妥当性に関する検証はあまりされていない．stage Ⅰ（ごく軽症）～stage Ⅴ（寝たきり）の5段階評定である．

❹ 修正版 Hoehn & Yahrの重症度分類（modified Hoehn & Yahr Stage）

推奨グ：B（文献2）．8段階の重症度分類として，より詳細に評価ができ

表1　推奨される評価の長所・課題

	長所	課題
❶ UPDRS	・信頼性が高い ・普及している	・やや煩雑である
❷ PDQ-39	・信頼性が高い ・簡便である	
❸ Hoehn & Yahr Stage	・簡便である ・普及している	・信頼性が不明
❹ 修正版 Hoehn & Yahr Stage	・簡便である ・普及している	・信頼性が不明

る．頻繁に使用されるが，信頼性や妥当性に関する検証はあまりされていない．修正版では，stage 0（正常），1，1.5，2，2.5，3，4，5（寝たきり）の8段階評定である．

➡ BBS，FRT：147頁，歩行能力低下：154頁参照．

表2　UPDRS（項目のみ抜粋）

part 1　精神機能，行動および気分

1. 知的機能の障害
2. 思考の障害
3. 抑うつ
4. 意欲・自発性

part 2　日常生活動作（on/off時に分けて評価）

5. 会話
6. 唾液
7. 嚥下
8. 書字
9. 食べ物のカット，食器の取り扱い
10. 着衣
11. 衛生（入浴・トイレ）
12. 寝返りおよびシーツをなおす
13. 転倒（すくみ現象とは関係なしに）
14. 歩行中のすくみ
15. 歩行
16. 振戦
17. パーキンソン症候群に関連した感覚障害

part 3　運動機能検査

18. 言語
19. 顔の表情
20. 安静時の振戦
21. 手の動作時または姿勢時振戦
22. 固縮（患者は座位で安静とし，主要な関節で判断する．歯車現象は無視）
23. 指タップ（親指と示指をなるべく大きく早くタップする．左右別々に）
24. 手の動作（できるだけ大きく早く，手の開閉を繰り返す．左右別々に）
25. 手の回内回外運動（垂直や水平の位置で，できるだけ大きく．左右別々に）
26. 下肢の敏捷性（下肢をあげて踵で床をタップする．かかとは7.5cmあげる）
27. 椅子から立ち上がる（まっすぐの背もたれの木か金属の椅子．腕を組んだまま）
28. 姿勢
29. 歩行
30. 姿勢の安定性（患者はまっすぐに立って開眼し，足を少し開いて準備する．肩を後方に勢いよく引いて後方突進現象をみる）
31. 体の動作緩慢（動作緩慢，ちゅうちょ，腕の振りの減少，運動の振幅の減少と運動全体の少なさを総合的に評価する）

part 4　治療の合併症

A. ジスキネジア
32. 持続時間（起きている時間の何％か）
33. ジスキネジアによる障害
34. 痛みを伴うジスキネジア．どのくらい痛いか
35. 早朝のジストニア
B. 症状の日内変動
36. 服薬時間から予測可能なオフ期間はあるか
37. 服薬時間から予測不可能なオフ期間はあるか
38. とつぜん（数秒以内など）おこるオフ期間はあるか
39. 起きている時間の何％が平均してオフ期間か
40. 患者は食欲低下，嘔気，嘔吐を伴っているか
41. 不眠や眠気があるか
42. 起立性低血圧症状はあるか

> **臨床での活用**　パーキンソン病の全体像を評価するためには，多様な症候・障害像を検査する必要がある．UPDRS等の評価とともに，バランス能力評価（BBSやFRT），歩行速度，歩幅，転倒リスク等もあわせて評価する．

推奨される治療／介入の方法

❶複合的理学療法
推奨グ：A , 推奨E：1 （文献2）．パーキンソン病に対する複合的理学療法としては，全身の柔軟性を改善するためのストレッチング，姿勢や歩容の改善のための歩行練習，体力の改善のためのトレッドミル歩行や通常の歩行練習，筋力の維持・増加のための筋力増強運動，バランス改善のためのバランス練習，総合的なADL改善のための練習，精神的なサポート等を組み合わせた，個別的なニーズを考慮した介入となる．

❷筋力増強法
推奨グ：B , 推奨E：2 （文献2）．筋力増強法が有効であるかの観点による報告では，歩行耐久性では臨床的に価値ある改善がみられるものの，身体活動全般に持ち越せるほどの効果には至らなかったとされる．しかし，呼気筋力，呼気筋持続力，呼吸困難感に有意な変化を認めたとの報告もあり，体力増強とあわせて行われることが多い．

❸バランス運動
推奨グ：B , 推奨E：2 （文献2）．姿勢不安定性や，バランス課題において改善が認められ，転倒数を検討した報告では，転倒数の減少傾向はあったが有意差は認められなかったと報告される．パーキンソン病では，不安定姿勢での身体重心を動かす方法，外乱刺激に対して身体の応答を引き出していく方法などが用いられる．軽症の段階から中等度の場合にバランス練習を組み入れることが多い．さらにQOLの改善に結びつく．

❹トレッドミル歩行練習
推奨グ：A , 推奨E：1 （文献2）．トレッドミルを用いた練習は，体力改善を目標として行われ，手すりの利用によりバランスの危険性を回避した方法である．上方から安全ベルトで体を確保しながら歩行させるという方法もとられ，この場合，バランスの練習を複合的に加味した方法にもなる．Hoehn & Yahr stageⅠ～Ⅱの場合には，トレッドミルの上を後ろ向きに歩行させる練習もある．

❺聴覚や視覚の外的刺激
推奨グ：B , 推奨E：2 （文献2）．異なる3つのリズミカルな感覚刺激（聴覚，視覚，体性感覚）は，方向転換動作の速度を向上させ，短期のキャリーオーバー効果がみられたとの報告がある．また，1～2Hzのリズムで奏でられる音楽を聴きながら30分間歩行させた実験では，歩行速度，歩行率，歩幅にお

いて有意な改善が認められたとされる．

❻有酸素運動や呼吸練習

推奨グ：B（文献2）．有酸素運動は歩幅において有意な改善があり，速度においても前後比較で有意な改善が認められたとする報告がある．

有酸素運動は，背もたれ式エルゴメータの利用や，体重免荷式つり上げベルトを装着してトレッドミル上での歩行時間を長くしていく方法がとられる．比較的疲労を訴えられることが多いので，充分な管理下で実施することが必要である．中等度以上の重症度の場合には，テーブルに手をついた状態で椅子からの立ち上がり－座りを繰り返すことでも練習としての代用が可能である．

> **臨床での活用**
> パーキンソン病では，Hoehn & Yahr の重症度分類と組み合わせた理学療法が必要である．Stage Ⅰ～Ⅱでは，体力やバランス能力の維持・向上を目的とした全身運動を中心に組み立てる．stage Ⅲでは，様々な徴候が出現するようになるため，薬効を考慮しながら，それぞれの徴候に対する運動療法を組み合わせて実施する．stage Ⅳでは，ほとんどの日常生活に介助が必須になるが，歩行時や移動時の転倒リスクに配慮し，二次的な廃用症候群を予防することが重要である．stage Ⅴでは，ほとんどベッド上の生活であり，移動も車椅子を用いた手段になる．呼吸理学療法や嚥下練習，他動的関節可動域練習，車椅子上の座位バランス練習が中心になる．長期間にわたる病態の進行に合わせ，基本動作や ADL が少しでも自立できるように援助することを目的とした理学療法の実施と，全人的な対応が肝要である．

文献

1) 長澤　弘：パーキンソン病．EBPT第2版，2015，pp88-105．
2) 理学療法診療ガイドライン部会：理学療法診療ガイドライン第1版(2011)，日本理学療法士協会，パーキンソン病；pp521-553，2011．

（長澤　弘）

5 脳性麻痺

評価，治療/介入のエッセンス

Q1 標準的な評価指標には何がありますか？

A GMFCSは脳性麻痺児のための粗大運動能力尺度であり，推奨される．また，GMFMが推奨される．

Q2 推奨される治療/介入には何がありますか？

A NDTが限定的に推奨される．幼児期，学齢期までの介入において，知的状態の変化を介したアプローチにより，基本動作およびADLスキルに一定の影響が期待できる．なお，行わないことが強く推奨される事項はない．

疾患概要

わが国で広く知られる脳性麻痺の定義としては，1968年に厚生省研究班が定めた「脳性麻痺とは，受胎から新生児期（生後4週間以内）までの間に生じた脳の非進行性病変に基づく，永続的なしかし変化しうる運動および姿勢の異常である．その症状は満2歳までに発現する．進行性疾患や一過性運動障害または将来正常化するであろうと思われる運動発達遅延は除外する」が最も一般的である．さらに，2004年，米国のMaryland州 Workshop in Bethesda において設定された脳性麻痺の定義では，「脳性麻痺の言葉の意味するところは，運動と姿勢の発達の異常の一つの集まりを説明するものであり，活動の制限を引き起こすが，それは発生・発達しつつある胎児または乳児の脳の中で起こった非進行性の障害に起因すると考えられる．脳性麻痺の運動障害には，感覚，認知，コミュニケーション，認識，それと/または行動，さらに/または発作性疾患が付け加わる」とされている．

一般に麻痺のタイプと呼ばれるものには，痙直型(spasticity)，アテトーゼ型(athetosis)〔ジスキネティック型(dystonic)〕，固縮型(rigidity)，失調型(ataxia)，振戦(tremor)，無緊張型(atonia)，混合型(mixed)等がある．感覚と運動の機能の一部が損なわれ，運動範囲が制限され，感覚フィードバックが行われないことにより運動経験が欠如する．このことにより総体としての運動機能成熟が限られた段階にとどまる．

標準的な評価指標（表1）

❶デンバー式発達スクリーニング検査(Denver Developmental Screening Test)

推奨グ：A（文献2）．デンバー式発達スクリーニング検査は発達を粗大運動，手の運動と適応，言語，社会的発達の4分野でとらえ，発達の月齢を一定の幅で表している[1]．参考月齢との比較で示される．

❷GMFM (Gross Motor Function Measure)

推奨グ：A（文献2）．A：臥位と寝返り，B：座位，C：四つ這いと膝立ち，D：立位，E：歩行，走行とジャンプの5領域，88項目からできている．平均的な5歳児の粗大運動能力があれば，すべての項目を遂行可能となっている．評価は0-全くできない，1-少しだけできる，2-部分的にできる，3-完全にできる，の4段階で行われる[2]．総点に対する％で示される．

❸GMFCS (Gross Motor Function Classification System)；粗大運動能力分類システム（表2）

推奨グ：A（文献2）．脳性麻痺児のための粗大運動能力尺度である[3]，座位（体幹のコントロール）および歩行に重点をおいた粗大運動能力分類システムであり，脳性麻痺を5つのレベルに分類する．レベルⅠは制限なしに歩く，レベルⅤは重度制限．

❹WeeFIM (Functional Independence Measure for Children)

推奨グ：A（文献2）．6カ月〜7歳までの子どものADL自立度を評価する目的で「子どものための機能的自立評価法(Wee FIM)」が開発され，1991年7月にガイドブック第1.5版が完成している[4]．18〜126点の中で示される．高得点は自立度が高い．

❺PEDI (Pediatric Evaluation of Disability Inventory)；子どもの能力低下評価法[4]

推奨グ：A（文献2）．PEDIは特定の技能要素を遂行する能力と機能的活動に必要な介護量を測定する．PEDIはCosterらの「子どもにおける障害の概念モデル」に基づいている．「尺度化スコア」は各項目を難易度順に並べたもので0〜100点の間に分布し(100点が最も自立度が高い)，すべての年齢層の児を同一尺度で比較できる．

❻GMs評価(General Movements Assessment)[5]

推奨グ：A（文献2）．新生児に観察される，豊富な自発運動において，最

も頻繁に出現し，最も複雑な運動パターンをgeneral movement（GMs）とし，これを評価する．質的評価である．

❼ Brazelton新生児行動評価（NBAS；Neonatal Behavioral Assessment Scale）[6]

推奨グ：B （文献2）．NBASは28項目の行動評価（9段階尺度）と18項目の神経学的評価（4段階尺度）により，新生児評価を目的とする尺度である．児の行動を評価対象とする．このため児が自然な行動が可能となるよう，評価者は児の過剰な反応を抑制し，児の行動を整理する必要がある．高得点は良い状態を示す．

❽ Dubowitz評価[7]

推奨グ：B （文献2）．評価は「tone（10項目）」，「tone pattern（5項目）」，「reflex（6項目）」，「movements（3項目）」，「abnormal sign（3項目）」，「behavior（7項目）」の6カテゴリー（全34項目）により構成されている．早産児では30点

表1 推奨される評価の長所・課題

	長所	課題
❶デンバー式発達スクリーニング検査	・簡便である ・普及している	・程度の判断ができない
❷GMFM	・信頼性が高い ・程度の判断が可能	・煩雑である ・あまり普及していない
❸GMFCS（粗大運動能力分類システム）	・簡便である ・普及している	・評価が粗い
❹WeeFIM	・信頼性が高い ・普及している	
❺PEDI（子どもの能力低下評価法）	・信頼性が高い	・煩雑である
❻GMs評価	・他に対応する評価法がない	・信頼性が不明 ・特別な技術を要する
❼Brazelton新生児行動評価		・特別な技術を要する
❽Dubowitz評価		・あまり普及していない

以上を獲得できることはほとんどない．評価はGMsやNBASの要素を取り入れて構成されており，簡便に新生児の神経学的特徴を評価することが可能である．

表2　GMFCS（粗大運動能力分類システム）

レベルⅠ：制限なしに歩く
レベルⅡ：制限を伴って歩く
レベルⅢ：手に持つ移動器具を使用して歩く
レベルⅣ：制限を伴って自力移動；電動の移動手段を使用してもよい
レベルⅤ：手動車椅子で移送される

> **臨床での活用**　脳性麻痺の評価に関しては，年齢（月齢）との関係で分析することが重要である．児は月齢により大きく変化するので，定型発達児の状態を念頭におき，比較において問題点を抽出する．

推奨される治療/介入の方法

❶ NDT (neurodevelopmental treatment)[6]

推奨グ：B （文献2），推奨グ：C （文献8），推奨E：4．日本理学療法士協会診療ガイドラインでは，確かに効果はあるが，他の方法と比較して優位である証拠はないとしている．広く行われているにもかかわらず，NDTは足と膝の関節可動域（ROM）の改善以外に緊張，痙性，反射反応の改善効果を参加レベルのアウトカムでも示していない．現時点でNDTに代表される対象児の運動発達そのものにアプローチする方法は，その効果を充分に証明できていない．前述の国内研究における介入効果も，短期的な効果にとどまっている．ただし，Spittleらの検討では，幼児期，学齢期までの知的発達に関して介入による変化が見出されたとしている．一方，脳性麻痺における障害構造について，起座，起立といった基本動作において知的な状態の影響を示している．このことから判断すると，幼児期，学齢期までの介入は知的状態の変化を介し，基本動作およびADLスキルに一定の影響は期待できる．

❷ 選択的脊髄後根切除術（SDR：selective dorsal rhizotomy）[8]

推奨グ：B，推奨E：1 （文献7）．SDRの手術適応については，RCT研究を扱ったmeta-analysisにおいて検討された．この結果，SDRをより効果的にする対象は，GMFCSレベルⅢとⅣの機能を有する3〜8歳の小児であるとされる．手術適応基準としては，年齢3〜18歳，痙直型両麻痺，歩行補助具の使用如何にかかわらず歩行できるか，将来的にその可能性を有すること，36ヵ月レベル以上の知的機能と協調性を有すること，不随意運動がないこと，股関節ないしは膝関節で重度の拘縮が存在しないこと，とされている．

❸ 母親指導（2〜3週の短期間集中練習）[8]

推奨グ：B，推奨E：4 （文献7）．0〜8歳の脳性麻痺児．平均2ヵ月の入院集中練習を行った結果，GMFM総合得点で平均3.7％の増加があったと述べている．ただし効果を維持させるためには，運動レベルを日常で行えるレベルまで高めるなどが必要としている．これらの報告は理学療法の効果を限定的に示している．

❹ shallow法[9]

推奨グ：B．陰圧をかけたチューブを気道内に挿入し，気道まで排出された気道分泌物を取り除く．この過程で咳反射が誘発され，これに伴う気道内分泌物の除去効果も期待される．チューブの長さを気管分岐部より短めにして吸

引するshallow法が広く用いられている．

❺軽打法(percussion)[10]

推奨グ：D 軽打法は，早産児に対しては行うべきではない．軽打法を含む体位排痰法を受けた極低出生体重児では，脳室内出血以外にも穿孔脳症等の脳障害や肋骨骨折などの合併症が報告されている．

❻呼気圧迫法(squeezing)[10]

推奨グ：C 有効性と安全性は不明であり，実施に関しては個々の施設，症例によって判断する．吸気ゆすり法(shaking)の有効性と安全性は不明であり，実施に関しては個々の施設，症例によって判断する．

> **臨床での活用** 低体重児に対する呼吸理学療法はエビデンスが明快でない領域であり，慎重に導入する必要がある．一方，脳性麻痺に対する理学療法に関しては，長い歴史をもっている．そのうえでNDTについては，限定的な効果であることを認識して対応すべきである．対象児の年齢を考慮し，学齢期以降は，ADL指導，環境整備の視点に移行する．

文献

1) 新田 收：脳性麻痺．EBPT第2版，2015，pp106-117．
2) 理学療法診療ガイドライン部会：理学療法診療ガイドライン第1版(2011)，日本理学療法士協会，脳性麻痺；pp571-716，2011．
3) 近藤和泉・他：リハにおけるアウトカム評価尺度 第25回 WeeFIM，PEDI，GMFM．臨床リハ **16**：178-184，2007．
4) 木原秀樹・他：極低出生体重児のGeneral Movements(GMs)評価と3歳児の発達予後の関係．日本周産期・新生児医学会雑誌 **44**：684-688，2008．
5) 木原秀樹・他：極低出生体重児の新生児神経学的評価(Dubowitz評価)と発達予後の関係．日本周産期・新生児医学会雑誌 **46**：1229-1234，2010．
6) 大城昌平：ハイリスク新生児のEarly intervention—未熟児・低体重児を対象として．理学療法学 **28**：132-136，2001．
7) Spittle AJ et al：Early developmental intervention programs post hospital discharge to prevent motor and cognitive impairments in preterm infants．*Cochrane Database Syst Rev* **2**：CD005495, 2007．
8) 日本リハビリテーション医学会監：脳性麻痺リハビリテーションガイドライン．医学書院，2009．
9) Crane L et al：Physical Therapy for neonates with respiratory dysfunction．*Physical Therapy* **61**, 1764-1773, 1981．
10) Wood BP：Infant ribs-Generalized periosteal reaction resulting from vibrator chest physiotherapy．*Radiology* **162**：811-812, 1987．

(新田　收)

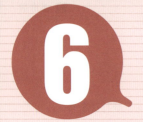

6 大腿骨近位部骨折

評価, 治療/介入のエッセンス

標準的な評価指標には何がありますか?

A 歩行能力回復に影響する因子として, 年齢, 受傷前の歩行能力, 認知症が影響するといわれ, 近年では低栄養に関する評価が推奨される[1].

推奨される治療/介入には何がありますか?

A 術前からの上肢や健側下肢の機能練習が有用であり, 呼吸理学療法, 口腔ケアを行うことが望ましいとされる. 術後は翌日から座位をとらせ, 痛みに合わせて起立・歩行を目指し, 下肢筋力強化練習と可動域練習を開始する. なお, 鋼線牽引やギプス固定は強く推奨されている(グレードD).

疾患概要

大腿骨近位部骨折は高齢者に多く発生し, 要介護の要因になるとともに, QOLを著しく阻害する疾患である. 2012年に行われた疫学調査では, 新規発生率は約175,700件と報告されている[2]. 本疾患に対しては一般的には手術療法が用いられ, リハを含む急性期医療費が約132万円と試算される[3]. この入院費用の結果を新規発生数に換算すると, 本骨折に関わる医療費の総額は約2,719億円にのぼり, 医療経済的にも重大な問題を抱えている.

診断にあたっては股関節のX線写真は必須の医学情報であり, 骨折のタイプにより治療方針が決定される. 大腿骨近位部骨折に対してはGarden分類が用いられ, 一般的に頚部骨折では, 転位型(Stage Ⅲ, Ⅳ)に対しては人工骨頭置換術が第一に選択され, 非転位型(Stage Ⅰ, Ⅱ)に対しては, ハンソンピンやスクリュー等の内固定材料による骨接合術が選択される. また, 大腿骨転子部骨折に対してはEvans分類が一般的に用いられ, sliding hip screwのCHSタイプとshort femoral nailのGammaタイプを用いた観血的整復固定術が選択される. 術後の機能予後については50～70%の例に受傷前の歩行能力を得たとの報告がみられるが, 年齢とともに低下することも報告されている.

標準的な評価指標(表1)

❶下肢筋力の評価

推奨E：3 ．筋力の評価については徒手筋力テスト(MMT)で行われることが多いが，ハンドヘルドダイナモメーター(HHD)などを用いた膝伸展筋力の評価は重要であり，独歩自立には0.90Nm/kgを上回ると院内独歩が自立すると報告されている[4]．

❷術前後に必要となる理学療法評価

理学療法評価項目を表2に示す．術前の評価についてはベッドサイドでの限られた姿勢で行われることから，バイタルサインと受傷前の歩行能力や活動性について問診するとともに，非骨折側下肢や上肢のROM-Tや筋力評価，握力の計測を行い，認知症に関する評価情報を入手することが重要である．X線写真については術前の状態に加えて術後の固定性や安定性などを確認する．また，検査所見としてはCRPなどの炎症所見だけでなく，血清アルブミン値(ALB値)やヘモグロビン値(Hb値)などで栄養評価を行うことが重要となる．また，受傷時間から臥床が余儀なくされることから，深部静脈血栓症(DVT：deep vein thrombosis)を避けることは重要な評価項目となる．股関節骨折術後のDVT発生率は40〜60％と報告されている[5]．そのほか，疼痛評価やバランス評価，ADL評価が重要となる．

➡ MMT，HHD：134頁参照．

表1　推奨される評価の長所・課題

	長所	課題
❶MMT	・普及している	・信頼性が不明
❷HHD	・普及している	・特別な機器や技術を要する
❸握力検査	・簡便である ・普及している	
❹栄養評価（ALB値，Hb値）	・機能予後との関連あり	
❺X線	・普及している	

表2　大腿骨近位部骨折に対する理学療法評価

術前：
- □ バイタルサイン（血圧，脈拍，呼吸数）
- □ 疼痛（VAS，NRSなど）⇒167頁
- □ 関節可動域（ROM-T）⇒127頁
- □ 筋力（握力，MMTなど）⇒134頁
- □ 認知機能（MMSE，HDS-R）⇒178頁
- □ 栄養評価（ALB値，Hb値，FACなど）

術後：
- □ 起居動作，姿勢保持
- □ 歩行能力評価（MWS，6MD）⇒154頁
- □ バランス評価（TUG，FRT，BBSなど）⇒147頁
- □ 応用動作（階段，段差，屋外歩行など）
- □ 日常生活活動（BI，FIM，IADLなど）⇒21頁
- □ 転倒恐怖心（FESなど）⇒147頁
- □ QOL（SF-36など）⇒21頁

推奨される治療/介入の方法

❶加速的リハビリテーション
推奨グ：C，推奨E：1（文献6）．本骨折に対する特有のリハビリテーション（以下リハ）メニューに関するエビデンスは一定の結論にいたっておらず，特別なリハメニュー（患者教育，強力な筋力増強練習，歩行指導など）の有効性が認められている．また，加速的リハ（accelerated rehabilitation）は受傷前ADLが高い症例に対しては有用であり，より入院期間の短縮化やADLに効果がある[7]．

❷クリニカルパス
推奨グ：B，推奨E：2（文献7）．本疾患のクリニカルパスは，一部の受傷前ADLが高い症例に対しては，入院期間の短縮と術後合併症の防止に有効である．一方，全症例では一般のリハと差がないといわれている．わが国における検討で，8週間プログラムと4週間プログラムの比較において，入院期間の短縮，術後合併症，入院医療費の減少効果があったと報告されている[7]．

❸栄養評価
推奨グ：B，推奨E：2（文献8, 9）．栄養介入により死亡率の低下，リハ期間の短縮が期待できる．また，本骨折が高齢者に多いことから栄養介入について重要視されており，栄養介入による死亡率の低下，血中蛋白質量の回復，リハ期間の短縮が期待でき，推奨グレードBといわれている[8, 9]．

❹地域連携パス
推奨グ：B，推奨E：2．本疾患に対する地域連携パスはまだ導入が始まったばかりであり，明らかなエビデンスは存在しない．しかし，わが国では2006年度診療報酬改定により，大腿骨近位部骨折地域連携パスによる医療機関の連携体制の評価が行われている．また，術後の回復期におけるリハについて最低6カ月程度は行うべきであるといわれている．

❺再骨折予防
推奨グ：A，推奨E：1（文献10）．大腿骨頚部/転子部骨折を生じた患者は対側のリスクが明らかに高いことが報告されており，骨粗鬆症予防や転倒対策を講じることが推奨されている．具体的な方法としては，運動療法による筋力強化や転倒予防だけでなく，骨粗鬆症に対する薬物療法による介入が必要といわれている[10]．

表3 入院時情報と歩行獲得の関連 　　　　　　　　　　（文献6より引用）

	β	オッズ比	95%信頼区間	p値
脳卒中の既往	−1.09	0.33	0.14-0.79	＊
認知症	−2.33	0.09	0.04-0.21	＊＊
受傷前歩行能力	1.64	5.16	2.27-11.82	＊＊
年齢	−0.05	0.95	0.91-0.99	＊
入院時ALB値	1.64	5.18	2.17-12.33	＊＊
判別的中率＝80.2％				

＊p＜0.05，＊＊p＜0.01，Alb：Serum albumin.
入院時Alb値は歩行獲得を説明する変数としてオッズ比5.18と，受傷前歩行能力と同様に有用な指標である．

> **臨床での活用**　本疾患は後期高齢者に多発するため，リハ栄養は重要な視点となる．生化学データとしてアルブミン値（3.0g/dl以下），BMI（18.5以下），またはCRPが3以上は栄養状態に問題ありとして考え，運動負荷量や疲労度に注意しながら理学療法を実施すべきである．

文献

1) 日本整形外科学会診療ガイドライン委員会編：日本整形外科学会診療ガイドライン　大腿骨頚部/転子部骨折診療ガイドライン，改定第2版，南江堂，2011.
2) Orimo H, et al：Hip fracture incidence in Japan：Estimates of new patients in 2012 and 25-year trends. *Osteoporos Int* 27：1777-1784, 2016.
3) 佐手達男・他：大腿骨転子部骨折と医療費用効果分析．整形外科 50：227-230, 1999.
4) 山崎裕司・他：独歩自立に必要な膝伸展筋力水準―10年間の調査期間中における変化―．平成13年度高知リハビリテーション学院紀要．第3巻，2001.
5) 高平直伸，内山勝文：大腿骨頚部/転子部骨折における静脈血栓・塞栓症の発生率とその予防．整・災外科 53：953-938, 2010.
6) Handoll HH, Sherrington C, Parker M：Mobilisation strategies after hip fracture surgery in adults. Cochrane Database Syst Rev, 2007：CD00170.
7) Abe T, et al：Comparison between the short program and the long program of post-operative rehabilitation of hip fracture for making the critical path. 日老医誌 38：514-518, 2001.
8) Schurch MA, Rizzoli R, Slosman D et al：Protein supplements increase serum insulin-like growth factor-I levels and attenuate proximal femur bone loss in patients with recent hip fracture. A randomized, double-blind, placebocontrolled trial. Ann Intern Med 128：801-809, 1998.
9) 岡本信弘・他：高齢大腿骨頚部骨折患者の栄養状態と歩行能力との関連性について．理学療法科学 30：53-56, 2015.
10) Avenell A, et al：Vitamin D and vitamin D analogues for preventing fractures associated with involutional and postmenopausal osteoporosis. Cochrane Database Syst Rev 15：CD000227, 2005.

（藤田博曉）

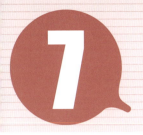

変形性膝関節症

評価, 治療／介入のエッセンス

Q1 標準的な評価指標には何がありますか？

A 国内の評価指標としてはJKOMが推奨されている. また, 国際的な指標であるWOMACも同様に推奨されている.

Q2 推奨される治療／介入には何がありますか？

A 運動療法, 物理療法, 患者教育と生活指導, 減量療法が多くのガイドラインで推奨されている. 運動療法では, 特に筋力増強運動, 有酸素運動, 協調性運動が推奨されている. 物理療法では, 超音波療法, TENS療法, 温泉療法が推奨されている. なお, 行わないことが強く推奨される事項はない.

疾患概要

　変形性膝関節症(膝OA)は, 加齢に伴う老化性退行変性を基盤として起こる関節疾患であり, その発症は高齢者に多い. わが国における膝OA患者数(40歳以上)は2,530万人と推定されている. なかでも女性に多い疾患であり, 疫学調査では約2/3が女性とされている. 臨床症状としては, 初期には運動痛が主であることが多く, その痛みは階段昇降, 立ち上がり, しゃがみ込みなど徐々に拡大する. 後期では滑膜炎, 関節腫, 安静時痛, 変形, 関節可動域(ROM)制限, 筋力低下をもたらし, 生活活動の制限をきたすようになる.

　一般的に膝OAの進行は緩徐であり, 関節構成体の変形や構造的変化は時間をかけて進んでいく. 治療方法には保存療法と手術療法があり, 膝OAの初期には保存療法が選択されることが多い. 保存療法では, 疼痛や炎症症状の緩和, 変形の予防として運動療法, 減量療法, 生活指導, 薬物療法, 物理療法, 装具療法などが行われ, 運動療法, 減量療法, 生活指導(患者教育)は膝OAの主要な治療(core treatment)とされる. 手術療法の適応は, 痛みの程度, 関節変形の程度, 日常生活活動能力, 歩行能力, 保存療法による改善の有無などにより検討され, 高位脛骨骨切り術や人工膝関節置換術(TKA; total knee arthroplasty)が行われる.

標準的な評価指標（表1）

❶ JKOM (Japanese Knee Osteoarthritis Measure)；疾患特異的・患者立脚型変形性膝関節症患者機能評価尺度[3]

推奨グ：A（文献2）．痛みの程度，膝の痛みやこわばり，日常生活の状態，普段の活動，健康状態の5尺度25項目で構成される．患者による自己回答式の評価であり，各項目1〜5点で合計125点満点となる．合計点が高いほど，膝関節の状態が悪いことを示す．WOMAC (Western Ontario and McMaster Universities Osteoarthritis Index) と SF-36 (the MOS short-form 36) を参考に作成された患者立脚型の評価指標．信頼性，妥当性ともに高い．

❷ WOMAC (Western Ontario and McMaster Universities Osteoarthritis Index)（表2）

推奨グ：A（文献2）．変形性股関節症および膝OAに特異的な評価尺度で，世界的に使用頻度の高い評価指標である．疼痛5項目，こわばり2項目，機能障害17項目の3尺度24項目で構成されている．各項目は5段階評価もしくはVAS (Visual Analog Scale) で点数化する．合計点が高いほど，膝関節の状態が悪いことを示す．信頼性，妥当性ともに高い．使用にはライセンスが必要である．日本語スケールとしてはWOMACと機能的に等価なTKA患者のQOL評価尺度が作成されている[5]．

❸ JOAスコア (Japan Orthopeadic Association Score)；日本整形外科学会変形性膝関節症治療成績判定基準

わが国で開発，広く使用されてきた膝OAの評価指標．疼痛・歩行能力（30点），疼痛・階段昇降能力（25点），屈曲角度および強直・高度拘縮（35点），腫脹（10点）の4項目から構成される．国際比較できない点が課題である．

表1　推奨される評価の長所・課題

	長所	課題
❶JKOM	・信頼性が高い	・あまり普及していない
❷WOMAC	・信頼性が高い ・普及している	・日本語版がない
❸JOAスコア	・普及している	・国際比較できない

表2　WOMAC（Western Ontario and McMaster Universities Osteoarthritis Index）

（文献4より一部改変）

痛み	1. 歩行時の痛み 2. 階段昇降時の痛み 3. 夜間痛 4. 安静時痛 5. 体重をかけたときの痛み
こわばり	1. 朝起きたときのこわばり 2. 昼間動き出すときのこわばり
身体機能	1. 階段を降りる 2. 階段を昇る 3. 椅子から立ち上がる 4. 立位保持 5. 前屈みになって床に手をつく 6. 平地歩行 7. 車への乗降 8. 買い物へ行く 9. 靴下を履く 10. ベッドから起き上がる 11. 靴下を脱ぐ 12. ベッドに寝る 13. 浴槽への出入り 14. 座位保持 15. 洋式トイレを使う 16. 重い物を片付けるなど重作業の家事 17. 洗濯物などの軽作業の家事

Likert：0-4の5段階評価
　0：none　1：slight　2：moderate　3：very　4：extreme
VAS（visual analog scale）
　0：none　100：extreme

➡ SF36：21頁，VAS：71頁，167頁．関節可動低下：127頁，筋力低下：134頁参照．

臨床での活用　WOMACやJKOMは推奨度が高いが，臨床場面で広く普及しているとは言い難い．日常的にはVASやNPRS（Numeric Pain Rating Scale）を用い，症状および活動の変化，治療効果を判定することが多い．あわせて，片脚立位時の下肢・体幹のアライメントや関節の安定性，歩行を含めた基本動作の評価も行うことで治療，評価の手掛かりとなる．

推奨される治療／介入の方法

❶ 運動療法

推奨グ：A, 推奨E：1（文献2）．運動療法は膝OAに対する主要な治療としてあげられ，推奨グレードも高い．特に筋力増強，有酸素運動，協調性運動が推奨されている．その他，推奨グレードは低いが，ストレッチング，ROM運動などが行われる．膝OA患者に対しては複合的な治療が重要であり，多くの場合，筋力増強運動，有酸素運動，協調性運動が取り入れられ，その準備としてストレッチングやROM運動が行われる．

・**筋力増強運動**：推奨グ：A, 推奨E：1（文献2）．

筋力増強運動はほとんどのガイドラインで推奨されている．大腿四頭筋を中心とした下肢筋力増強運動は，筋トルクの増大，膝関節可動域の改善，運動機能の改善，歩行速度の増大，疼痛の軽減をもたらすとされている．しかし，具体的な方法を推奨するまでには至っていない．炎症症状が落ち着いている場合は，バランス運動などと複合させたエクササイズも有用である．

・**有酸素運動**：推奨グ：A, 推奨E：1（文献2）．

歩行運動や水中歩行，太極拳，自転車エルゴメータを使った運動を行う．水中歩行や自転車エルゴメータは膝関節への過重負荷を減らすことができる．有酸素運動の効果としては，疼痛軽減，膝関節可動域，重心動揺の軽減，身体機能の改善，呼吸能の改善が報告されており，推奨グレードも高い．

・**ストレッチングおよびROM運動**：推奨グ：C, 推奨E：2（文献2）．

膝OAに対するストレッチング，ROM運動は膝関節可動域を改善させるとする報告があるが，各ガイドラインでは推奨度，エビデンスともに高くない．術後のROM改善に関しては，自動ROM運動，スライダーボード運動が推奨されている．他動ROM運動の効果は認められていない．前述したように筋力増強運動などの準備として行うことが多い．

❷ 物理療法

推奨グ：A, 推奨E：1（文献2）．超音波療法，TENS（transcutaneous electrical nerve stimulation）療法，温泉療法，水治療法，磁気刺激療法，干渉波治療，電気刺激療法およびレーザー治療などの物理療法が疼痛軽減，機能改善を目的に行われる．また，物理療法と運動療法の併用は推奨グレードが高い．超音波療法，TENS療法においても，ガイドライン間でエビデンスと推奨グレードに違いがあるので，目的や効果を適切に判断することが必要である．

❸生活指導（患者教育）

[推奨グ：A]，[推奨E：2]（文献2）．運動指導，食事指導，疾患の説明，日常生活の注意などを行う．口頭での説明に加え，パンフレットを用いた方法も有効である．患者指導により機能改善に加え，疼痛改善，運動時間の増加，膝屈曲角度の改善，日常生活活動量の改善，不定期受診回数の軽減，自己効力感の改善効果が期待できる．

❹減量療法

[推奨グ：A]，[推奨E：2]（文献2）．膝OAの患者には体重過多，肥満が多いため，減量により疼痛が軽減することが少なくない．食事介入に加え，適度な運動により体重の減量を行うことが勧められる．疼痛軽減の他にも，身体機能，移動動作の改善も報告されている．

臨床での活用　運動療法，減量療法，生活指導（患者教育）に関して，各介入の方法は患者の特性にあわせて選択すべきである．たとえば，肥満傾向にある患者の場合は，有酸素運動を重視して行う．筋力増強運動をホームエクササイズとして行う場合も，最も重要かつ簡便で，受け入れられやすいプログラムを選択し，継続した実施を指導することが重要である．物理療法では，患者自身の機械的刺激に対する好みや寒冷刺激に対する慣れなどを考慮し，機器，強度・時間を調整することが治療を効果的に進めるには重要である．また，疼痛や炎症症状の程度も充分に考慮した介入が必要である．

文献

1) 坂本雅昭：変形性膝関節症．EBPT第2版，2015，pp133-144．
2) 理学療法診療ガイドライン部会：理学療法診療ガイドライン第1版（2011），日本理学療法士協会，変形性膝関節症：pp278-341，2011．
3) Akai M et al：An outcome measure for Japanese people with knee osterarthritis. *J Rheumatol* **32**：1524-1532, 2005.
4) Bellamy N et al：Validation study of WOMAC：a health status instrument for measuring clinically important patient relevant outcome to anti-rheumatic drug therapy in patients with osteoarthritis of the hip or knee. *J Rheumatol* **15**：1833-1840, 1988.
5) Hashimoto H et al：Validation of a Japanese patient-derived outcome scale for assessing total knee arthroplasty：Comparison with WOMAC osteoarthritis index. *J Orthop Sci* **8**：288-293, 2003.

（坂本雅昭，遠藤康裕）

8 膝・足部靱帯損傷

評価，治療/介入のエッセンス

Q1　標準的な評価指標には何がありますか？

A　膝靱帯損傷ではIKDC form, Lysholm Score, Cincinnati Knee Scoreが推奨される．足関節靱帯損傷ではAOFASが普及している．

Q2　推奨される治療/介入には何がありますか？

A　膝前十字靱帯（ACL）損傷では加速的リハビリテーションが推奨される．足関節靱帯損傷にはバランスボードなどを利用した神経筋トレーニングが普及している．なお，行わないことが強く推奨される事項はない．

疾患概要

　膝・足部靱帯損傷はスポーツ活動中に多発し，主症状は関節不安定性や疼痛，腫脹などである．膝関節では前十字靱帯（ACL）損傷，足関節では外側靱帯損傷が代表的である．

　ACL損傷の発生率は1年間あたり1,000人に0.18〜0.36人で，受傷肢位は膝関節浅屈曲位の外反が問題視されている．バスケットボールでは，ジャンプの着地や急な方向転換などで発生する非接触型損傷が約70％を占める．治療法は，年齢やスポーツ活動レベル，合併損傷の有無などを考慮して決定される．コンタクトスポーツやハイレベルな競技選手に対する保存療法の適応条件は限定的で，再建術が望ましい．再建術後のスポーツ復帰には6カ月以上かかるが，術後12カ月間は再受傷リスクが高く，再発予防を含めた取り組みが求められる．

　足関節外側靱帯損傷は着地動作や方向転換における内がえし強制で受傷し，内反捻挫が70〜77％と報告されている．前距腓靱帯が65〜73％と最も多く，前距腓靱帯と踵腓靱帯の複合損傷は20％とされている．外側靱帯損傷はその程度に関わらず保存療法の選択が勧められているが，後遺症に苦しむ患者は多く再受傷率も高いことが問題である．復帰後6カ月を経過しても40％に後遺症が残り，年間3回以上の捻挫を繰り返す慢性的な足関節捻挫に移行した患者は11％と報告されている．

標準的な評価指標(表1)

❶IKDC (International Knee Documentation Committee) form (表2)

推奨グ：C （文献2）．ROMや靱帯評価など4つからなる評価領域とX線所見やfunctional testを含む4つの追加領域で構成される．最初の4領域(IKDC1-4)は，A正常，Bほぼ正常，C異常，D極めて異常の4段階で評価し，最も悪いグレードが最終診断(IKDC-final)に反映される．IKDC 1-4は高い基準妥当性を有し，術後成績を記録するには有効な手段であるが，final scoreの継時的変化を評価するには感度が低い[3]．

❷Lysholm Score (表3)

推奨グ：C （文献2）．炎症症状や歩行などの機能評価を点数化し，100点満点で評価する．95〜100点をexcellent，84〜94点をgood，65〜83点をfair，64点以下をpoorと判定する．Risbergら[3]は，ACL損傷患者120名のLysholm scoreが3カ月で79.6点，6カ月で84.8点，1年で88.0点，2年で89.0点と報告した．継時的変化の検出には感度が低く[3]，激しい運動における症状との関連がないことから，活動レベルが上がった時期の評価法としては適当でない[4]．

❸Cincinnati Knee Score

推奨グ：C （文献2）．痛み，腫脹，giving way，活動レベル，歩行，階段，ランニング，ジャンプ＆ツイスティングの8項目を点数化し，100点満点で評価する．80点以上をexcellent，55〜79点をgood，30〜54点をfair，30点未満をpoorと判定する．Risberg et al[3]は，ACL損傷患者120名のCincinnati Knee Scoreが3カ月で66.6点，6カ月で76.0点，1年で82.1点，2年で86.2点と報告した．継時的変化の検出には感度の良い評価法である．

❹AOFAS (American Orthopaedic Foot and Ankle Society's Score)

足関節・後足部，中足部，母趾，四趾の各4部位を評価する臨床スコアで，質問は9項目から構成されている[5]．総合点は100点で，痛み(40点)，機能(50点)，アライメント(10点)を採点する．総合点が高いほど正常に近いことを意味し，臨床研究において広く使われているスケールである．高い基準妥当性を有しているとは言い難いが，介入前後の比較に用いるには有用と考えられる．

表1 推奨される評価の長所・課題

	長所	課題
❶ IKDC form	・信頼性が高い ・普及している	・煩雑である ・継時的評価に不向き
❷ Lysholm Score	・比較的簡便である ・普及している	・継時的評価に不向き
❸ Cincinnati Knee Score	・普及している ・継時的評価が可能	・やや煩雑である
❹ AOFAS	・簡便である ・普及している	・信頼性が不明

表2 IKDC form（項目のみ抜粋）
1. 患者主観評価
2. 滲出
3. 他動運動不足
4. 靱帯の診断
5. 裂孔所見
6. 採取部位病理学
7. X線所見
8. 機能試験（片足跳び）

表3 Lysholm Score（項目のみ抜粋）
1. 跛行（5点）
2. 杖の使用（5点）
3. 痛み（25点）
4. 不安定性（25点）
5. ロッキング（15点）
6. 腫脹（10点）
7. 階段昇降（10点）
8. スクワット（5点）

➡ 関節可動低下：127頁，疼痛：167頁，歩行能力低下：154頁参照．

臨床での活用　膝・足部靱帯損傷に利用されているIKDC formやAOFASなどは国際的に承認されている評価方法で，その評価時点での機能を客観的に示すことのできる指標ではある．しかし，臨床的には動的アライメントやパフォーマンステストなどの結果から，アライメントを崩す要因を筋機能や関節可動域などの問題点から推論することが重要となる．

推奨される治療/介入の方法

❶ACL損傷に対する加速的リハビリテーション

推奨グ：A〜C（文献2），推奨グ：B（文献6）．1980年代，再建術後の安静固定期間は骨付き膝蓋腱（BTB）で6週間，半腱様筋・薄筋腱（STG）は12週間とされていたが，Shelbourneら[7]が提唱した"加速的リハビリテーション"によって，術後すぐに膝関節伸展位を獲得する方法が広がった．BTBによる再建術直後から"加速的リハビリテーション"を実施した結果，従来の方法に比べてROMは早期から有意に改善し，前方不安定性には差がないことが示された[4]．BTBとSTGの比較では，ROMに差はないものの膝関節不安定性の患健差はSTG群で大きいという報告もある．早期荷重の影響に関しては，大腿四頭筋の機能を向上させ不安定性にも影響がないとされている．しかし，"加速的リハビリテーション"は筋力も早期に回復するが，関節浸出液が有意に増加するという指摘や，装具を使用しない場合には骨孔が拡大したという報告もあり注意が必要である．

❷ACL損傷に対する筋力トレーニング

推奨グ：B〜C（文献2），推奨グ：C（文献6）．スポーツ復帰の目安となる筋力指標に関して，患側筋力は健側の80〜90％が好ましいとされている．筋力トレーニングに関して，従来はOpen kinetic chain（OKC）よりもClosed kinetic chain（CKC）のトレーニングが勧められていた．しかし，CKC単独よりも術後6週からOKCを追加する方が安定性に影響を与えずに早期復帰が可能である．また，術後早期から積極的な筋力トレーニングを行った方が筋力回復は早いとされ，特に，エルゴメーターを用いた遠心性収縮筋力トレーニングによって，筋量が従来の方法の2倍以上に増大することが報告されている．

❸ACL損傷に対する固有受容器トレーニング

推奨グ：C（文献2），推奨グ：B〜C1（文献6）．ACLは関節固有感覚をフィードバックする感覚器官として重要で，Barrett（1991年）はACL再建術の成果は再建靱帯の強度には依存せず，関節固有感覚の回復に左右されると報告した．ACL再建によって障害された関節固有感覚は6〜9カ月で改善するが，健側と同程度に回復するかは明らかになっていない．また，神経筋トレーニングを実施した方が，筋力トレーニングだけよりもCincinnati knee score，Visual Analogue Scaleが有意に改善したという報告はあるものの，エビデンスレベルの高い研究は少ないのが現状である．

❹足関節外側靱帯損傷に推奨される運動療法

　Kerkhoffsら[8]のメタ解析によると，足関節外側靱帯損傷に対しては，4〜6週に及ぶ長期安静固定よりも機能的治療が有効とされている．受傷後4〜5日は痛みと腫脹を軽減させるためRICE（安静，冷却，圧迫，挙上）を実施し，安静固定期間は5〜7日，最大でも10日とする．その後の運動療法と徒手的モビリゼーションは，足関節靱帯損傷に対する一般的な治療介入として認知されており，運動療法のなかには筋力トレーニングや自転車エルゴメータなどの従来の方法に加えて，バランスボードなどを利用した神経筋トレーニングが含まれている．しかし，足関節外側靱帯損傷の急性期に対して，神経筋トレーニングが有効であるというエビデンスに乏しく，バランストレーニングは再発予防や機能的不安定性に対して効果的と考えられている．

❺足関節外側靱帯損傷に対するテーピング

　足関節装具やテーピングは，足関節捻挫後の治療だけでなく，スポーツによって発生する捻挫のリスクを減らすために用いられる．足関節外側靱帯損傷の治療に際し，靱帯修復期の足関節内反制限は，線維芽細胞の修復や膠原線維の配列にとって重要となる．この時期に最も有効な装具やサポーターは，総合的にsemi-rigid typeの硬性装具とされている．スポーツ復帰に向けて用いられるテーピングに関しては，足関節捻挫の予防に効果があるといわれているが，エビデンスに乏しく精神的な安心感に対する効果のほうが大きい．

> **臨床での活用**
>
> 靱帯損傷に対しては関節の動的安定性を獲得させることが重要課題である．Kocher ら（2004 年）は，ACL 損傷の回旋不安定性増大に伴い，カッティングとツイスティングにおいて横への動作が困難なことを示した．また，Lee ら（2008 年）は ACL 再建術後にスポーツ復帰をした 45 名のうち 17.8%が膝関節の不安定性と疼痛により同レベルのスポーツには復帰できなかったことを報告した．
>
> 筋力の回復はもちろん重要ではあるが，リスクを無視した早期の筋力トレーニングは，損傷部位への過大な負荷が懸念されるため注意が必要である．ACL では Knee-in & Toe-out，足関節外側靱帯損傷であれば Knee-out & Toe-in といった問題となる動的アライメントを制動できるスキルを高めることが求められる．そのためには，損傷部位だけにとらわれるのではなく，神経筋トレーニングやバランストレーニング，スポーツ関連動作を取り入れながら，隣接関節の機能を高めることも重要となる．

文献

1) 加賀谷善教：膝・足部靱帯損傷．EBPT 第2版，2015，pp145-158．
2) 日本整形外科学会診療ガイドライン委員会編：日本整形外科学会診療ガイドライン　前十字靱帯（ACL）損傷診療ガイドライン 2012，第2版，南江堂，2012．
3) Risberg MA et al：Sensitivity to changes over time for the IKDC form, the Lysholm score, and the Clinical knee score. A prospective study of 120 ACL reconstructed patients with a 2-year follow-up. *Knee Surg Sports Traumatol Arthrosc* 7：152-159, 1999.
4) Risberg MA, Ekeland A：Assessment of functional tests after anterior cruciate ligament surgery. *J Orthop Knee Sports Phys Ther* 19：212-217, 1994.
5) Buerer Y et al：Evaluation of a modified Brostrom-Gould procedure for treatment of choronic lateral ankle instability：A retrospective study with critical analysis of outcome scoring. *Foot and Ankle Surg* 19：36-41, 2013.
6) 理学療法診療ガイドライン部会：理学療法診療ガイドライン第1版（2011），日本理学療法士協会，前十字靱帯損傷；pp171-228，2011．
7) Shelbourne KD, Nitz P：Accelerated rehabilitation after anterior cruciate ligament reconstruction. *Am J Sports Med* 18：292-299, 1990.
8) Kerkhoffs GM et al：Immobilisation and functional treatment for acute lateral ankle ligament injuries in adults（Review）. *Cochrane Database Syst Rev* 3：CD003762, 2002.

（加賀谷善教）

9 外傷性頚髄損傷

評価, 治療/介入のエッセンス

Q1 標準的な評価指標には何がありますか？

A ASIA評価, 改良Frankel分類, Zancolli分類が一般的に使用され, 重症度分類として推奨されている. また, ADLの評価指標としてSCIM, 歩行能力としてはWISCI Ⅱが推奨されている.

Q2 推奨される治療/介入には何がありますか？

A 筋力増強, 電気療法, 有酸素運動, 呼吸理学療法, 装具療法が推奨される. 不全損傷であれば, BWSTTなどの歩行練習も対象者の動作能力等を考慮すれば有効となる可能性がある.

疾患概要

　脊髄損傷は, 損傷部以下に運動麻痺や知覚麻痺, そして膀胱直腸障害をはじめとする自律神経障害を呈する複合疾患である. 病因として, 脊椎の骨折, 脱臼, 過度の伸展・屈曲などによる外傷性のものと, 循環障害, 腫瘍, 感染症, 先天奇形などの非外傷性のものに分類される.

　わが国の新規脊髄損傷患者数は毎年約5,000人, 発生率は概算で人口100万人あたり40.2人, 男女比は4：1と推定される[1]. 全国脊髄損傷データベース[2]によると, 外傷性頚髄損傷は外傷性脊髄損傷全体の68.6％を占め, また, 不全損傷[ASIA Impairment Scale (AIS) B ～ D]は68.1％と完全損傷(AIS A)よりも多く, 近年増加傾向にある. 受傷原因のうち, 最も多いのは交通事故で, 高所からの転落, 起立歩行時の転倒, スポーツが続く.

　米国の脊髄損傷モデルシステムのデータベースとEuropean Multicenter Study About Spinal Cord Injuryのデータベースなど[4]によると, 受傷後早期と1年後のAISの改善については, AIS Aでは80％以上がAにとどまるのに対して, AIS BではBにとどまるのは20 ～ 40％で, 30 ～ 40％がCとDに改善する. AIS CではCにとどまるのは20％で, 60 ～ 80％がDに改善し, AIS Dでは90％以上がDにとどまると報告している. また, 受傷後3カ月以内の改善が多数であったが, 受傷後6カ月以上経過しても改善する例があると報告している.

標準的な評価指標(表1)

❶ ASIA評価(ISNCSCI：International Standards for Neurological Classification of Spinal Cord Injury)

推奨グ：A （文献2）．脊髄損傷の機能評価として世界中で最も使用されており，知覚スコア，運動スコア，神経学的損傷高位，機能障害スケール(AIS：ASIA Impairment Scale)からなり，AISは予後予測に有用である．知覚スコアは28皮膚髄節(C2からS4/5まで)の触覚および痛覚を独立して評価し，各112点である．運動スコアは上下肢の10筋の筋力を独自の方法で評価し，100点である．信頼性，妥当性は概ね高いとされるが，不全損傷の知覚スコアにおいては信頼性が低下することが難点である．

❷ 改良Frankel分類

推奨グ：B （文献1）．Frankel分類のB〜Dを細分化し，BはB1〜B3の3段階とし，仙髄領域の触覚の有無，痛覚を評価，CはC1とC2の2段階で，下肢筋力の残存程度，DはD0〜D3の4段階とし，歩行の自立度および歩行補助具の使用程度を評価指標にしている(中心性損傷はD2に分類)．本評価法では，肛門周囲の触覚，痛覚についても評価しており，急性期頸髄損傷の神経学的回復の予後予測にも有用である[3]．

❸ Zancolli分類

推奨グ：B （文献1）．完全損傷を評価する場合，簡便であることから頻繁に使用されている．残存機能レベルと移動や移乗などの動作能力が関連することが報告されており，動作能力の予後推定に用いられている．一方で，筋力の判定基準が曖昧であることから，信頼性が低いのが難点である．

❹ SCIM (Spinal Cord Independence Measure)；脊髄障害自立度評価

推奨グ：A （文献1）．セルフケア，呼吸と排泄管理，移動の3領域から構成され，17項目100点満点である．脊髄損傷患者にとって重要な寝返り，起き上がり，プッシュアップ等のベッド上動作や除圧動作などの項目があり，また，車椅子で移動する場合，手動と電動の区別もされている．

❺ WISCI Ⅱ (Walking Index for Spinal Cord Injury Ⅱ) (図1)

推奨グ：A （文献1）．杖などの歩行補助具使用，下肢装具使用，介助度と10m歩行が可能かどうかで0〜20までの21レベルに分類する．レベルが高いほど歩行能力が高い．FIMとの相関は良好で，国による大きな差は認めない．

```
0.  介助しても立てない and/or 歩けない
1.  平行棒内で，装具を付けて，2名の介助で，10m以下
2.  平行棒内で，装具を付けて，2名の介助で，10m
3.  平行棒内で，装具を付けて，1名の介助で，10m
4.  平行棒内で，装具なしで，1名の介助で，10m
5.  平行棒内で，装具を付けて，介助なしで，10m
6.  歩行器で，装具を付けて，1名の介助で，10m
7.  二本クラッチで，装具を付けて，1名の介助で，10m
8.  歩行器で，装具なしで，1名の介助で，10m
9.  歩行器で，装具を付けて，介助なしで，10m
10. 一本杖かクラッチで，装具を付けて，1名の介助で，10m
11. 二本クラッチで，装具なしで，1名の介助で，10m
12. 二本クラッチで，装具を付けて，介助なしで，10m
13. 歩行器で，装具なしで，介助なしで，10m
14. 一本杖かクラッチで，装具なしで，1名の介助で，10m
15. 一本杖かクラッチで，装具を付けて，介助なしで，10m
16. 二本クラッチで，介助なしで，10m
17. 何も使わず，1名の介助で，10m
18. 装具を付けて，介助なしで，10m
19. 一本杖かクラッチで，装具なしで，介助なしで，10m
20. 何も使わず，介助なしで，10m
```

図 WISCI Ⅱ

表1 推奨される評価の長所・課題

	長所	課題
❶ ASIA評価	・普及している	・特別な機器や技術を要する
❷ 改良Frankel分類	・簡便である ・特別な機器や技術を要しない	・信頼性が不明
❸ Zancolli分類	・簡便である ・普及している	・信頼性が不明
❹ SCIM	・信頼性が高い	
❺ WISCI Ⅱ	・信頼性が高い ・簡便である	・あまり普及していない ・日本語版がない

臨床での活用 まずは ASIA 評価を行い，損傷高位と完全損傷か不全損傷かを判別する．完全損傷であれば，Zancolli 分類を評価し，動作能力の予後を推定する．不全損傷であれば，改良 Frankel 分類や AIS のグレードから予後を推定する．

推奨される治療/介入の方法

❶筋力増強
推奨グ：B , 推奨E：2 （文献2）．筋力増強にはNMES（resistance training, neuromuscular electric stimulation），FES（functional electric stimulation）などを用いた方法があり，上肢の筋力増強はセルフケア，下肢の筋力増強は歩行能力を改善したとする報告がある．

❷電気療法
推奨グ：B , 推奨E：2 （文献2）．TENS（transcutaneous electrical nerve stimulation）は，痙縮の軽減に対する即時効果の報告が多いが，長期効果の報告もある．周波数は100Hzを用いた際に良好な痙縮抑制の効果があったという報告が多い．また，FESは歩行能力や呼吸機能を改善したとする報告がある．

❸BWSTT（body weight supported treadmill training）；体重免荷トレッドミル歩行トレーニング
推奨グ：C , 推奨E：2 （文献1）．理学療法診療ガイドライン[2]においては，推奨グレードCで「行うように勧められる科学的根拠がない」とされているが，自立歩行が可能な対象者に対しては，トレーニング方法を明確に定めると歩行能力の改善に有効である可能性がある．

❹有酸素運動，呼吸理学療法
推奨グ：B , 推奨E：2 （文献2）．4〜20週間のトレーニングの後に，平均して最大酸素摂取量（$\dot{V}O_2max$）の20％，PWC（身体的仕事容量）が40％それぞれ改善した．一般的な持久力運動ガイドラインは脊髄損傷者にも適切であり，多種多様な活動やスポーツへの参加に関するガイドラインに従うことができると考えられる．また，呼吸筋筋力トレーニング（RMT）は呼気性の筋力強度，肺活量および残気量を改善したとする報告がある．

❺装具療法
推奨グ：B , 推奨E：2 （文献3）．不全損傷者を対象とした報告において，AFO（Ankle Foot Orthosis）は下垂足を呈する者の歩行速度，歩幅，歩行率，6分間歩行距離を増加させるとする報告がある．一方，完全損傷者では，RGO（Reciprocating Gait Orthosis）などのHKAFO（Hip Knee Ankle Foot Orthosis）は完全対麻痺者の自立歩行を可能にするが，最大歩行速度が0.13〜0.63m/sであり，地域生活で必要とされる歩行速度には不充分であったと報告され

ている．

> **臨床での活用** 外傷性頚髄損傷では，ASIA評価から完全損傷であれば，まずは車椅子ADLの確立を目指す．このため，筋力増強や関節可動域運動，ベッドやマットでの動作練習を中心に組み立てる．不全損傷であれば，歩行の再獲得を目指すことが多く，完全損傷の内容に加えて，麻痺の重症度に合わせた装具療法や電気療法を組み合わせながら，BWSTTなどの歩行練習を行う．

文献

1) 長谷川隆史：外傷性頚髄損傷．EBPT第2版，2015，pp159-177.
2) 理学療法診療ガイドライン部会：理学療法診療ガイドライン第1版(2011)，脊髄損傷；pp466-517，2011.
3) T Lam, DL Wolfe, et al：Lower limb rehabilitation following spinal cord injury. Spinal Cord Injury Rehabi Evi 5：1-74，2010.

（長谷川隆史）

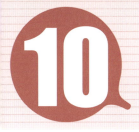

頚髄症

評価, 治療/介入のエッセンス

Q1 標準的な評価指標には何がありますか？

包括的な重症度評価指標としてはJOACMEQやJOAスコア, NCSSが推奨される. これらの指標は帰結の評価に用いることがある. そのほか, 手指の協調機能を測定する10秒テストや, 脊柱管の狭窄度を評価するパブロフ比も用いられることがある.

Q2 推奨される治療/介入には何がありますか？

軽症な頚髄症者に対しては複合的な保存療法が推奨される. 手術に至った頚髄症者に対しては頚部関節可動域(ROM)運動や手指巧緻課題・歩行課題練習, 復職支援が推奨される. 術後C5麻痺をきたした場合にはその対応も求められる. なお, 行わないことが強く推奨される事項はない.

疾患概要

　頚髄症は, 頚椎や椎間板, 靱帯といった脊柱構成体の変性によって頚部脊柱管が狭窄し, 頚髄が外的に圧迫されることによって生じる症候群である. 圧迫性頚髄症ともいい, 頚椎症性脊髄症や頚椎後縦靱帯骨化症ならびに頚椎椎間板ヘルニアの一部を包含する. 男性に多く, 50歳代に発症することが多い.

　症状は不全脊髄損傷による症状に似ており, 四肢の運動・感覚障害だけでなく, 頚部運動障害や膀胱直腸障害, 拘束性換気障害などの多彩な症状を示す. 疼痛やしびれは四肢末端に生じやすいことから, 手袋型, 靴下型といわれる.

　治療法の第一選択は保存療法であり, その原則は頚部の安静である. 保存療法が無効である場合や症状が急速に進展している場合, 日常生活への悪影響が大きい場合, 外科的に頚部脊柱管を拡大し, 頚髄を除圧することが行われる. 術式は前方進入法と後方進入法に大別される. 前方から侵入する場合は椎体を切除するため固定術が併用される. 一方で, 後方から侵入する場合は固定術を必ずしも必要とせず, 椎弓形成術が代表的な術式である. 頚髄症の自然経過は, いったん増悪し, その後は長期にわたって改善もしくは不変であるとの報告もあれば, 徐々に増悪するとの報告, 病型によって経過が異なるとの報告もあることから, 一定の結論が得られていない.

標準的な評価指標(表1)

❶ JOACMEQ(日本整形外科学会頸部脊髄症評価質問票)

推奨グ：I，推奨E：7 *（文献1, 2）．JOACMEQは質問項目の抽出，信頼性および妥当性検証といった科学的手続きを経て，2008年に発表された評価指標である．これまでのJOAスコア(後述)に対する課題の指摘を受けて，患者立脚型かつ多面的評価を主旨とした指標となっている．

頸椎機能，上肢運動機能，下肢運動機能，膀胱機能，健康状態の5つの下位尺度からなり，それぞれ0～100点で表され，得点が高いほど機能が高いことを示す．下位尺度の得点の算出には日本整形外科学会および日本脊椎脊髄病学会の定める数式を用いる．また，疼痛およびしびれなどについてはVASで部位別に強度を聴取することとなっており，5つの下位尺度の得点とは独立して取り扱われる．

❷ JOAスコア(日本整形外科学会頸髄症治療成績判定基準)

推奨グ：C，推奨E：7 （文献1, 2）．JOAスコアは頸髄症の包括的重症度評価指標であり，1994年に改定版17(−2)点法が発表された．手指機能(巧緻性)，肩・肘機能(筋力)，下肢運動機能(歩行能力)，上肢・体幹・下肢の知覚機能，膀胱機能の項目からなる．手指機能と下肢運動機能には0～4点，肩・肘機能には−2～0点，知覚機能には各0～2点，膀胱機能には0～3点が与えられており，合計得点のとりうる範囲は−2～17点となる．得点が高いほど機能が高いことを示し，12点以下で手術が検討される[3]．

❸ NCSS(日本脊髄外科学会神経症状判定基準)

推奨E：7 （文献2）．NCSSは日本脊髄外科学会が作成し，1992年に発表された包括的重症度評価指標である．

下肢運動機能(歩行能力)，上肢運動機能(手指巧緻性および上肢筋力)，疼痛および感覚機能，ならびにperformance status(労働を含めた日常生活能力)で構成されている．下肢運動機能，上肢運動機能については1～5点，疼痛および感覚機能については1～4点，performance statusについてはA(日常生活介助)～E(発病前と同じ状態)で評価される．得点が高いほど機能が高いことを示す．

＊注
推奨グ：Iは，審査基準を満たすエビデンスがない．あるいは複数のエビデンスがあるが結論が一様でない．
推奨E：7は，ケースシリーズまたは横断的研究による．

❹10秒テスト(ミエロパチー・ハンドの評価)

推奨グ：C ， 推奨E：6 （文献2）．ミエロパチー・ハンドは，①尺側の1ないし2指の内転が障害され，さらに進行すると伸展も障害された状態，②手指の素早い把握動作とその解除が行えなくなる状態と定義されており，頚髄症の特徴的な所見であるとされている．その評価の方法は複数あるが，定量的に評価する方法の一つとして10秒テストが挙げられる．

まず，患者には椅座位にて肘関節90°屈曲位・前腕および手関節中間位をとってもらう．そして，手指完全屈曲位を開始肢位とし，検者の合図とともに最大限素早く手を開閉してもらう．10秒間での開閉回数(開閉で1回)をカウントする．素早い開閉を意識するあまり，手を充分に開かないままに閉じてしまいがちになることから，テスト実施前に，手をしっかり開くことをお願いしておくとよい．

立原ら[4]は，30歳代に24回，40歳代に23回，50歳代に21回，60歳代に17回，70歳代に16回を頚髄症の有無のカットオフ値として示している．

❺パブロフ比(脊柱管の狭窄度の評価)

推奨グ：B ， 推奨E：6 （文献1，2）．頚髄症の発症には頚椎の発育性脊柱管狭窄が発症の重要な要因とされており，臨床症状の評価とともに画像評価が欠かせない．静的な脊柱管の狭窄度の評価には様々な評価指標が考案・提唱されているが，その一つにパブロフ比(Torg-Pavlov比)がある．

単純X線矢状断像における脊柱管前後径(椎体後面中点と椎弓・棘突起との最短距離)を同レベルの椎体前後径(椎体前面中点と後面中点との距離)で除した値がパブロフ比である．非頚椎症・頚髄症者とのパブロフ比が0.95 ± 0.14であったのに対して頚髄症者のパブロフ比は0.75 ± 0.08であり，有意に低値であったことを示している．パブロフ比0.8以下の場合に発育性脊柱管狭窄を疑うことが多い．

頚椎後縦靱帯骨化症の場合は，脊柱管のうち骨化靱帯が占める割合を占拠率(骨化靱帯前後径/脊柱管前後径×100)として求めることがあり，占拠率60%以上で頚髄症が必発とされている(推奨グ：B[5])．

また，頚髄症の発症には頚部屈伸時の頚椎のすべり(動的因子)も関与するといわれていることから，動的不安定性の評価もあわせて行いたい(推奨グ：C[1])．

➡ VAS：167頁，歩行能力低下：154頁参照．

表1 推奨される評価の長所・課題

	長所	課題
❶JOACMEQ	・信頼性が高い ・特別な機器や技術を要しない	・あまり普及していない
❷JOAスコア	・信頼性が高い ・普及している	・総得点の解釈が難しい
❸NCSS	・特別な機器や技術を要しない ・JOACMEQ, JOAスコアにはない視点［就労］がある	・あまり普及していない
❹10秒テスト	・簡便である ・普及している	・測定前に手指の十分な開閉を促す必要がある
❺パブロフ比	・信頼性が高い ・簡便である	・特別な機器や技術を要する

臨床での活用 頸髄症は緩やかに症状が進展することが多いことから，他覚的な所見は明らかであっても自覚症状が乏しい人々もいる．患者立脚型質問紙のJOACMEQを中心にしつつ，他覚的な所見に基づくJOAスコアや10秒テスト，歩行テストなどを組み合わせて評価する必要があると考える．さらに，臨床所見と画像所見とが乖離している人もいる．パブロフ比などの脊柱管の狭窄度を表す画像所見の収集も欠かせない．

表2　JOACMEQの代表的質問項目（一部抜粋）[6]

問1-2	コップの水を一気に飲み干すことができますか
	☐ 1) できない
	☐ 2) 無理をすればできる
	☐ 3) 不自由なくできる

問2-1	ブラウスやワイシャツなどの前ボタンを両手を使ってかけることができますか
	☐ 1) できない
	☐ 2) 時間をかければできる
	☐ 3) 不自由なくできる

問2-2	きき手でスプーンやフォークを使って食事ができますか
	☐ 1) できない
	☐ 2) 時間をかければできる
	☐ 3) 不自由なくできる

問3-2	手で支えずに片足立ちができますか
	☐ 1) どちらの足もほとんどできない
	☐ 2) どちらかの足は10秒数えるまではできない
	☐ 3) 両足とも10秒数える間以上できる

問3-3	あなたは，体のぐあいが悪いことから，階段で上の階へ上がることをむずかしいと感じますか
	☐ 1) とてもむずかしいと感じる
	☐ 2) 少しむずかしいと感じる
	☐ 3) まったくむずかしいとは感じない

問4-3	おしっこ（排尿）の後も，尿の残った感じがありますか
	☐ 1) たいていのときにある
	☐ 2) あるときとないときがある
	☐ 3) ほとんどのときにない

問5-4	あなたは落ち込んでゆううつな気分を感じましたか
	☐ 1) いつも感じた
	☐ 2) ほとんどいつも感じた
	☐ 3) ときどき感じた
	☐ 4) ほとんど感じなかった
	☐ 5) まったく感じなかった

※オリジナルは24の質問からなる．詳細は転載元を参照すること．
文献6より許諾を得て転載

推奨される治療/介入の方法

❶複合的保存療法

推奨グ：B〜C　推奨E：4〜7 （文献1, 2）．頚椎持続牽引療法および装具療法は短期的には有効な治療法である．ただし，臨床上，単一の保存療法よりも，装具療法や生活指導を含めた運動療法，物理療法，薬物療法が並行して実施されることのほうが多いだろう．Yoshimatsu[7]らは，保存療法は厳格で集中的に行われるべきであると述べ，頚椎持続牽引，装具療法，薬物療法，運動療法を組み合わせた複合的な保存療法を1〜3カ月実施している．理学療法士は，頚椎装具が適正に使用されているかを確認しながら，頚椎伸展抑制などの生活指導を含めた運動療法や物理療法を行っていくことが求められる．

❷術後早期の頚部ROM運動

推奨E：6〜7 （文献1, 2, 5）．手術によって頚椎の各可動域が減少する人の割合は56〜87％と高率である．頚椎可動域は術前の50〜60％に減少すると報告されている．術後2週で頚部ROM運動を開始した群と術後2〜3カ月間頚部を固定した群との比較において，術後のJOAスコアは両群で有意な差はみられなかったが，早期運動開始群において頚部ROMが術前と比較して保たれていたと報告されている．また，術後早期から頚部ROM運動を実施した群において頚部痛の程度が4週間固定群と比較して有意に小さかったことから，術後の頚部ROM運動を可及的速やかに行うことには充分な意義があると考えられる．

❸手指の巧緻練習および歩行課題練習

推奨E：7 （文献1）．痙縮による協調性の低下は術後早期に大きく改善したことが報告されている．したがって，術後の理学療法では，手術によって改善した身体機能をいかして，これまでの機能的制限が改善するように手指の巧緻課題や歩行課題を与えていくことが大切である．

手指の巧緻課題遂行能力は術後6カ月まで改善したことが確認されていることから，ホームエクササイズを含めた長期的な取り組みを考えていく．

また，歩行練習においては，痙縮などの陽性徴候だけでなく，筋力低下などの陰性徴候にも目を向ける必要があることから，筋力強化運動を取り入れながら行うことが推奨される．これまでには「早歩き」，「片脚支持期を強調したゆっくり歩き」，「大股歩き」などの課題が考案されている．

❹職業の把握と復職支援

推奨グ：なし，推奨E：6（文献1，5）．頚髄症者の術後復職率は，それぞれ完全復帰が28〜29％，制限付き復帰が23〜26％，復帰断念が46〜49％であった．また，復職率は，座位軽作業，立位軽作業，立位重労働，高所作業，運転手の順に低下した．ただし，復職にはJOAスコアの改善が必ずしも反映されているとはいえなかった．頚髄症の重症度だけにとらわれるのではなく，職業や社会的背景も勘案し，復職に向けた支援を提供することが必要であろう．

❺術後C5麻痺に対する運動・物理療法

推奨グ：なし，推奨E：5（文献1，2）．術後C5麻痺（三角筋および上腕二頭筋を中心とした運動麻痺）が5％前後発生していることがシステマティック・レビューによって示されている．治療法については，麻痺筋に対する筋力強化運動や二次的な肩関節拘縮を予防するためのROM運動といった運動療法や頚椎牽引や低周波電気刺激療法といった物理療法が提唱されている．

> **臨床での活用**　入院期間が短縮されてきていることから，術後早期から，退院後の生活において対象者が直面する可能性の高い困難な事態を個別に想定し，その対処に必要な要素を理学療法に取り入れることが重要である．また，疼痛に対する認知にも感心を向ける必要がある[8]．

文献

1) 樋口大輔：頚髄症．EBPT第2版，2015，pp178-189．
2) 日本整形外科学会診療ガイドライン委員会編：日本整形外科学会診療ガイドライン　頚椎症性脊髄症診療ガイドライン2015，改訂第2版，南江堂，2015．
3) 松本守雄・他：自然経過からみた頚髄症の治療方針．脊椎脊髄18：853-857，2005．
4) 立原久義・他：健常者に対する10秒テストの疫学調査．臨整外41：1275-1279，2006．
5) 日本整形外科学会診療ガイドライン委員会編：日本整形外科学会診療ガイドライン　頚椎後縦靱帯骨化症診療ガイドライン2011，改訂第2版，南江堂，2011．
6) 日本整形外科学会診断・評価等基準委員会腰痛および頚部脊髄症小委員会：日本整形外科学会腰痛評価質問票／日本整形外科学会頚部脊髄症評価質問票作成報告書（平成19年4月16日）．日整会誌82：62-86，2008．
7) Yoshimatsu H et al：Conservative treatment for cervical spondylotic myelopathy：prediction of treatment effects by multivariate analysis. *Spine J* 1：269-273，2001．
8) Higuchi D：Does perceived control over pain modify associations among pain, coping strategies, and psychological status in preoperative painful patients with compressive cervical myelopathy？ *J Spine Res* 6：1392-1399，2015．

（樋口大輔）

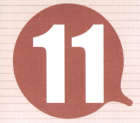

11 関節リウマチ

評価，治療/介入のエッセンス

標準的な評価指標には何がありますか？

A　活動性の評価として，ACRコアセットと臨床的改善評価基準(ACR20)，DAS28，EULAR改善基準が推奨される．また，SDAI，CDAIがあり，QOLを評価するものにHAQやMHAQがある．

推奨される治療/介入には何がありますか？

A　物理療法として水治療法における温泉療法は推奨される．最近では低出力レーザー治療も推奨度は高い．また運動療法，患者教育/自己管理指導，装具療法も推奨の強さは「強い」と報告されている．なお，行わないことが強く推奨される事項はない．

疾患概要

　わが国における関節リウマチ(RA；Rheumatoid Arthritis)の有病率は0.33％で患者数は約60万人と推計されている．30～50歳代で発病する人が多く，男女比1対3～4で女性に多い．RAの発症は，複数の遺伝的要因と環境要因が複雑に絡み合っており，免疫系が異常活動を起こす結果として滑膜組織に血管新生と滑膜が増殖する．炎症性の増殖滑膜はパンヌスと呼ばれ，骨との境界に存在する破骨細胞を活性化しながら蛋白分解酵素を分泌し，関節軟骨や骨を破壊しながらさらに増殖を続ける．

　RA症状のうち，滑膜炎は変動しながら経過するが，構造的障害は先行した滑膜炎の総和に比例して進行すると考えられる．朝のこわばりが特徴的症状であり，全身症状や関節外症状も起こりうる．

　確定診断により速やかに抗リウマチ治療を行い，疾患活動性をモニタリングし，治療ゴールとしてタイトコントロールによる臨床的寛解を目指す．発症初期には関節炎が，中期・晩期には関節破壊が，主としてADL低下の要因となり，平均余命は10年程度短いとされている．

標準的な評価指標(表1)

❶ ACR (American College of Rheumatology) コアセット (表2)

推奨グ：A (文献3). ACR (アメリカリウマチ学会)が提唱する治療法の有効性を評価する指標で，治験薬とプラセボの効果をよく鑑別できる．ACRコアセットは(1)〜(7)の7項目のコアセットからなり，ACR改善基準はコアセット7項目からなり，治療前に対して治療後に，(1)(2)がともに20％以上改善し，かつ(3)〜(7)の5項目のうち3項目以上が20％以上改善した場合(ACR20)にその薬剤は有効と判定される．

❷ DAS28 (Disease Activity Score 28) (表3)

推奨グ：A (文献4). DASはEULAR (European League Against Rheumatism：ヨーロッパリウマチ連盟)が推奨する評価法で，疾患の活動性の絶対値が算出できる．DASは，①Ritchie関節指数，②腫脹関節，③患者による全般健康状態(VAS)，④ESR (またはCRP)の4項目を測定し，公式により産出する．従来のDASは煩雑であるため，日常診療で用いやすいように評価する関節を28関節に絞り込んだのがDAS28である．EULARの改善基準はこのDASが基本となり，治療前に対する治療後のDAS値の二つを組み合わせて，治療効果をgood, moderate, no responseの3段階で評価している．臨床的寛解はDAS(ESR)≦2.6，またはDAS28(CRP)≦2.3とする．

❸ SDAI (Simplified Disease Activity Index) とCDAI (Clinical Disease Activity Index)

推奨グ：B (文献1). 診察時にすぐにDASの計算が行えない場合に簡便に算出でき，DAS28とも相関することから，短時間に疾患の活動性を定量できる日常診療ツールとして，特にヨーロッパで積極的に使用されている．CDAIは，SDAIに比べCRP値なしで単純計算できる活動性の指標として提唱された．CDAIは0〜76, SDAIは0〜76＋CRP (mg/l値)となり，臨床的寛解はCDAI≦2.8, SDAI≦3.3とする．

❹ HAQ (Health Assessment Questionnaire)

推奨グ：A (文献5). HAQは8領域20項目の質問から構成され，関節リウマチ患者のADLを知るうえで有用である．「なんの困難もない」「いくらか困難である」「かなり困難である」「できない」で評価している．HAQの値は0〜3点で表され，HAQ≦0.5を機能的寛解とする．

表1 推奨される評価の長所・課題

	長所	課題
❶ACRコアセット	・信頼性が高い ・普及している	
❷DAS28	・信頼性が高い ・簡便である	・やや煩雑である
❸SDAI & CDAI	・簡便である	・信頼性が不明
❹HAQ	・信頼性が高い ・普及している	

表2 ACRコアセットと臨床的改善評価基準(ACR20)

ACRコアセット

(1) 圧痛関節数
(2) 腫脹関節痛
(3) 患者による疼痛全般評価(VAS)
(4) 患者による疾患活動性の全般評価(VAS)
(5) 医師による疾患活動性の全般評価(VAS)
(6) 患者による運動機能評価(HAQ)
(7) 急性期反応物質による評価(ESRまたはCRP)

ACR20改善基準

(1) 圧痛関節数20％以上の改善
(2) 腫脹関節数20％以上の改善
　　　　　　　＋
以上の5項目の内3項目以上が20％以上改善
(3) 患者による疾患の評価
(4) 患者による疾患活動性の全般評価
(5) 医師による疾患活動性の全般評価
(6) 患者による運動機能評価
(7) 急性期反応物質による評価

➡ 疼痛評価：167頁参照.

表3　DAS28とEULAR改善基準

DAS28で用いる28関節

DAS28の計算

(ESRを用いる場合)
$DAS28 = 0.56 \times \sqrt{T28} + 0.28 \times \sqrt{S28} + 0.70 \times \ln(ESR) + 0.014 \times GH$

(CRPを用いる場合)
$DAS28 = 0.56 \times \sqrt{T28} + 0.28 \times \sqrt{S28} + 0.36 \times \ln(CRP+1) + 0.014 \times GH + 0.96$

- 圧痛関節数（T28）
- 腫脹関節痛（S28）
- 赤沈値（ESR, mm/時）lnは自然対数
- 全般的健康状態（GH, 100mmのVAS）

＜ACRコアセットの疾患活動性の全般的評価と同一とみなしてよい＞

DAS28を用いたEULAR改善基準

現在のDAS28	DAS28改善*		
	改善＞1.2	0.6＜改善≦1.2	改善≦0.6
＜3.2 low disease activity	反応良好		
3.2−5.1 moderate disease activity		中等度反応	
＞5.1 high disease activity			反応なし

＊治療前のDAS28−現在のDAS28

臨床での活用

ADLを指標とした評価法としては，日本リウマチ協会薬効検定委員会の評価表が広く使われている．これは上肢，下肢の日常生活活動5項目について5段階に評価し，身体障害度を推定する方法である．拡大ADL評価表としてFrenchay Activities Index（FAI）があり，蜂須賀らが作成した日本語版FAI自己評価表として利用している．日常生活における応用的な活動や社会生活に関する15項目（食事の用意，食事の後片付け，洗濯，掃除や整頓，力仕事，買い物，外出，屋外歩行，趣味，交通手段の利用，旅行，庭仕事，家や車の手入れ，読書，就労）から構成され，各項目の頻度（月，週に何回等）により4段階で評価している点が他の評価表と異なる．欧米の生活習慣にあわせて作成されたHAQに対し，JHAQはその内容を日本人の生活習慣にあわせて妥当性が証明されたものである．

推奨される治療/介入の方法

❶疼痛に有効な物理療法[6]
　RAに対する物理療法は，消炎（鎮痛）目的で利用する場合と運動療法の補助として局所循環の改善，軟部組織拘縮除去，運動療法時の除痛として利用する場合がある．日本の関節リウマチ診療ガイドライン2014において，「リハビリ」の項目に物理療法に関する掲載はされなかった．疼痛評価に基づき，TENS，レーザー療法，超音波療法の試みは症状の改善がみられる場合がある．

❷運動療法[2]
　関節リウマチ診療ガイドライン2014において，「RA患者に対する運動療法を推奨する」と強い推奨度であり，介入方法は，指導者のもとでの週2回以上，20分以上，6週間以上，最大心拍の55％以上の有酸素運動もしくは最大反復回数30〜50％の筋力トレーニングによる運動療法とした．短期（3カ月未満）の有酸素運動は有酸素能力向上効果が，短期の有酸素運動と筋力トレーニングは有酸素能力と筋力向上効果と痛みの軽減効果が，いずれも中等度なエビデンスレベルで認められた．長期の有酸素運動と筋力トレーニングについても有酸素能力および筋力向上効果が中等度なエビデンスレベルで認められた．

❸患者教育/ホームエクサイズの指導[2]
　関節リウマチ診療ガイドライン2014では，「RA患者に対する患者教育を推奨する」と強い推奨度であり，有用と思われるアウトカムとして，疼痛，患者評価，心理的評価，疾患活動性，障害程度の内1つ以上を含むものを選出しレビューすると，初回観察時の効果については，身体障害，疼痛関節数，患者全般評価，心理状況，抑うついずれも中等度のエビデンスレベルが認められた．最終観察時においては身体障害についてのみ改善傾向がみられた．

❹装具療法[2]
　関節リウマチ診療ガイドライン2014では，推奨文「RA患者に対する作業療法を推奨する」推奨の強さは「強い」とし，そのなかで，装具療法については，疼痛に対する効果が示唆された．しかし，固定装具は発症早期患者においてはかえって悪影響があり，注意を要するものと思われる．治療用足部装具やインソールについては，下肢関連痛や可動域制限において有効であるという報告もある．

> **臨床での活用**
>
> 運動療法実施に際しては，関節保護や疼痛の影響を充分に加味して行い，患者も運動療法の内容を充分に理解できるように注意すべきである．上肢関節における関節可動域は，末梢関節の炎症および不可逆的破壊に伴う中枢関節への影響，また各関節における臨界関節角度により様々な可動域練習（愛護的，維持的，積極的な伸張）へと選択すべきである．また抗重力筋としての下肢関節における筋力においては，炎症関節や関節破壊の認められた関節においても関節の負担の少ない等尺性筋力練習は重要で，継続すべき運動療法である．全身運動（特に全荷重を求める場合）や歩行練習に際しては，左右差（筋力や関節の不安定性）を理解のうえで運動療法を施行しないと関節破壊の進行や転倒のリスクが増加する．このため患者を取り巻く環境が許されるならば長期（半年以上）にわたる水中歩行練習が効果を生む場合がある．
>
> 一方的にRA病態，炎症が関節機能を低下させうる機序，薬物療法，ホームエクササイズ，物理療法の説明を口頭や書面で指導することが患者教育ではなく，充分に患者とコミュニケーションをとり，患者教育の前に関節所見と患者背景聴取の重要性を自ら認識することが大切である．RAの装具は軽量で耐久性のあるものが望まれ，装具自体の重量による患者への負担やADLを阻害してはいけない．

文献

1) 阿部敏彦：関節リウマチ．EBPT第2版, 2015, pp190-204.
2) 日本リウマチ学会：関節リウマチ診療ガイドライン2014, メディカルビュー, 2014.
3) Felson DT, et al：The American College of Rheumatology preliminary core set of disease activity measurement for rheumatoid arthritis clinical trials. The Committee on Outcome Measurement in Rheumatoid Arthritis Clinical Trials. Arthritis Rheum 36：729-740, 1993.
4) Prevoo MLL, et al：Modified disease activity scores that include twenty-eight-joint counts. Development and validation in a prospective longitudinal study of patients with rheumatoid arthritis. Arthritis Rheum 38：44-48, 1995.
5) Pincus T, et al：assessment of patients satisfaction in activities of daily living using a modified Stanford Health Assessment Questionnaire. Arthritis Rheum 26：1346-1353, 1983.
6) Lucie Brosseau, et al：A systematic Critical Appraisal of None-Pharmacological Management of Rheumatoid Arthritis with Appraisal of Guidelines for Research and Evaluation Ⅱ. PLoS One 9：e 95369, 2014.

（阿部敏彦）

12 腰痛症

評価，治療/介入のエッセンス

Q1 標準的な評価指標には何がありますか？

A 痛みの評価には，PDとVAS．脊柱・体幹の柔軟性評価にはSLRテスト．ADL・QOL評価には，ODIやRDQが世界的標準となり，推奨される．心理社会問題の評価には，QIDS-Jや精神医学的問題の有無を知るための簡易問診票BS-POPなどが有用とされる．

Q2 推奨される治療/介入には何がありますか？

A 痛みの軽減には，筋ストレッチング，McKenzieエクササイズなどによる体操療法，体幹筋力強化，エアロビクス，徒手療法，神経筋群協調トレーニング（コアトレーニングを含む）などが推奨される．なお，急性期の牽引療法は推奨されない．

疾患概要

　厚生労働省国民生活基礎調査の有訴受診率では，腰痛症は男女あわせて1位であり，整形外科外来患者の60％にものぼるとされている．有病率は男性25.2％，女性30.5％であり，日本国民の1,800万人以上が罹患していることになる．また，45歳以下の就業不能原因の1位とされ，重大な社会問題にもなっている．腰痛は"腰が痛い"という状態の総称であり，腰痛という病態が存在するわけではなく，椎間板性，椎間関節性，仙腸関節性，筋・筋膜性などの構築学的支持機構の破綻はもちろん，心理・社会的問題も含めて原因は多岐に渡る．

　画像検査などで原因が特定できる「特異的腰痛」は全体の15％であり，85％は原因が特定できない「非特異的腰痛」となる．また，いったん症状が落ち着いても，職業によって幅はあるものの40〜60％（福祉系では約80％）が再発している．特に急性腰痛では，適切な介入によって可能な限り痛みに長く曝さないことが重要となる．また，安静期間も4日以内を目標として早期活動再開を目指すことが職業復帰や慢性化，さらに再発の防止にも有用となる．

標準的な評価指標(表1)

❶ PD (Pain Drawing)およびVAS (Visual Analog Scale)

推奨グ：A（文献1，2）．PDは腰痛の状態，VASは腰痛の程度を把握するため重要となる．痛みの増強や増悪はもちろん，痛みが楽になる姿勢や動作も評価する．PDは腰痛の部位と状態，VASは腰痛の程度を把握するために重要となる．

❷ SLR (Straight Leg Raise)テスト

推奨グ：A（文献1，3）．脊柱・体幹の柔軟性はテストを用いる．

腰椎椎間板ヘルニアでは，安静時痛，夜間痛，咳嗽痛，鎮痛薬の必要度，歩行障害と正の相関を示し，特に坐骨神経痛では感度が0.85，特異度も0.80と高い信頼性と妥当性を示し，坐骨神経痛とも高い相関を示す．

❸ ODI (Oswestry Disability Index)およびRDQ (Roland Morris Disability Questionnaire)(表2)

推奨グ：A（文献1〜3）．ODIは，簡便で世界で最も広く使用されてきた10項目各6選択肢からなる患者立脚型評価であり(表2)，RDQは24項目からなる"ハイ・イイエ"による各2選択肢の患者立脚型評価である．ODIはRDQに比べて精神面の評価は考慮されていないが，健康関連QOL評価であるSF-36と相関する．過去の膨大なデータとの比較が容易であるなどの長所をもち，より慢性の重症例に推奨されている．RDQは，項目毎の回答選択肢が少なく臨床で用いやすい，わが国の標準値があるなどの長所をもつが，SF-36との相関はODIほど高くないため，より軽症例での使用が勧められている．いずれの評価も，スコアが高くなると日常生活が障害されてることを表している．

❹ QIDS-J (簡易抑うつ症状尺度)およびBS-POP (Brief Scale for Psychiatric Problems in Orthopaedic Patients)

推奨グ：I（文献1）．I：審査基準を満たすエビデンスがない．あるいは複数のエビデンスがあるが結論が一様でない．

QIDS-Jや精神医学的問題の有無を知るための簡易問診票BS-POPの評価は，短時間で精神医学的問題のスクリーニングができ，予後や満足度もある程度予測可能となる．この評価で精神医学的問題の関与が疑われたら，睡眠や職場・家庭環境の満足度や問題も聴取し，疼痛を増悪させる因子の一つとして念頭におくことも必要となる．

➡ 疼痛評価：167頁，SF-36：21頁参照．

表2 ODI (Oswestry Disability Index)

1. 痛みの強さ
0 今のところ，痛みは全くない
1 今のところ，痛みはとても軽い
2 今のところ，中くらいの痛みがある
3 今のところ，痛みは強い
4 今のところ，痛みはとても強い
5 今のところ，想像を絶するほどの痛みがある

2. 身の回りのこと（洗顔や着替え）
0 痛みは無く，普通に身の回りのことができる
1 身の回りのことは普通にできるが痛みがでる
2 身の回りのことは一人でできるが痛いので時間がかかる
3 少し助けが必要だが，身の回りのほとんどのことはどうにか一人でできる
4 身の回りのほとんどのことを，他の人に助けてもらっている
5 着替えも洗顔もできず，寝たきりである

3. 物を持ち上げること
0 痛みなく，重いものを持ち上げることができる
1 重いものを持ち上げられるが，痛みがでる
2 床にある重いものは重くて持ち上げられないが，（テーブルの上などにあり）持ちやすくなっていれば，重いものでも持ち上げられる
3 重いものは痛くて持ち上げられないが，（テーブルの上などにあり）持ちやすくなっていれば，それほど重くないものは持ち上げられる
4 軽いものしか持ち上げられない
5 何も持ち上げられないか，持ち運びもできない

4. 歩くこと
0 いくら歩いても痛くない
1 痛みのため「1km」以上歩けない
2 痛みのため「500m」以上歩けない
3 痛みのため「100m」以上歩けない
4 杖や松葉杖なしでは歩けない
5 ほとんど歩けないため屋内で過ごしている

5. 座ること
0 どんな椅子にでも，好きなだけ座っていられる
1 すわり心地の良い椅子であれば，いつまでも座ってられる
2 痛みのため「1時間」以上は座ってられない
3 痛みのため「30分」以上は座ってられない
4 痛みのため「10分」以上は座ってられない
5 痛みのため座ることができない

6. 立っていること
0 痛みなく，好きなだけ立っていられる
1 痛みはあるが，好きなだけ立っていられる
2 痛みのため「1時間」以上は立っていられない
3 痛みのため「30分」以上は立っていられない
4 痛みのため「10分」以上は立っていられない
5 痛みのため立っていられない

7. 睡眠
0 痛くて目を覚ますことはない
1 ときどき，痛くて目を覚ますことがある
2 痛みのため「6時間」以上は眠れない
3 痛みのため「4時間」以上は眠れない
4 痛みのため「2時間」以上は眠れない
5 痛みのため眠ることができない

8. 性生活（関係あれば）
0 性生活はいつもどおりで，痛みはない
1 性生活はいつもどおりだが，痛みはでる
2 性生活はほぼいつもどおりだが，かなり痛む
3 性生活は，痛みのためかなり制限される
4 性生活は，痛みのためほとんどない
5 性生活は，痛みのために全くない

9. 社会生活
0 社会生活は普通に可能で，痛みはない
1 社会生活は普通に可能だが，痛みが増す
2 スポーツなどのように，体を動かすようなものを除けば社会生活に大きな影響はない
3 痛みのため社会生活は制限され，余り外出しない
4 痛みのため社会生活は家の中だけに限られる
5 痛みのため社会生活はない（社会参加しない）

10. 乗り物での移動
0 痛みはなく，どこへでも行ける
1 どこへでも行けるが，痛みがでる
2 痛みはあるが「2時間」程度なら乗り物に乗っていられる
3 痛みのため「1時間以」上は乗っていられない
4 痛みのため「30分以上」は乗っていられない
5 痛みのため病院へ行く時以外は乗り物に乗らない

表1　推奨される評価の長所・課題

	長所	課題
❶ PD	・簡便である	・信頼性が不明
❷ VAS	・普及している ・信頼性が高い	
❸ SLRテスト	・普及している ・信頼性が高い	
❹ ODI	・普及している ・信頼性が高い	・精神心理面は考慮されていない
❺ RDQ	・普及している ・信頼性が高い	・SF-36との相関が高くない
❻ QIDS-J	・普及している	・やや煩雑である
❼ BS-POP	・信頼性が高い	・わが国独自の評価で国際的とは言い難い

臨床での活用　急性腰痛はもとより，慢性腰痛の場合でも特に初回問診時に"傾聴と共感"をもって対応することが，その後の治療介入へも影響を与えるとのエビデンスがある．具体的には，問診に20〜30分程度の時間を割く，痛みの経過をしっかり聞くこととなる．ただ，1回の診療時間には限りがあるため，対象自体に記述・記入してもらう評価用紙を用意しておくことで，この時間を短縮できる．

推奨される治療／介入の方法

痛みの改善には，筋ストレッチング，McKenzieエクササイズなどによる体操療法，体幹筋力強化，エアロビクス，徒手療法，神経筋群協調トレーニング（コアトレーニングを含む）の順で有効とされる．腰痛特異的QOLの改善には，体幹筋力強化，McKenzieエクササイズなどによる体操療法，筋ストレッチング，エアロビクス，徒手療法，神経筋群協調トレーニングの順で有効とされる．

いずれの介入でも，薬物療法や物理療法を併用して安静期間を4日以内に減らす努力をし，早期活動再開をもたらすことで職業復帰や再発予防にもつながる．このために改善させるべき身体機能として，脊柱柔軟性と体幹筋力が影響するとされている．

❶筋ストレッチング
推奨グ：A （文献1, 3, 4）．疼痛をコントロールしての早期活動再開に向けて，筋ストレッチングは有効となる．静的筋ストレッチングから開始して，徐々に動的筋ストレッチングへ移行していく．

❷McKenzieエクササイズなどによる体操療法（いわゆる運動療法を含む）
推奨グ：A （文献1, 3, 4）．わが国では，1930年代から2000年前後までWilliamsの姿勢体操が主流であった．McKenzieエクササイズは，脊柱可動性の改善と腰椎椎間板ヘルニアにおいて椎間板内圧軽減に対する効果が認められており，今日では世界のスタンダードとなっている．充分な効果を得るため，いずれのエクササイズも最低週3回以上で6〜8週以上の継続が必要である．

❸エアロビクス
推奨グ：A （文献1, 3, 4）．疼痛が完全に改善しなくても，早期活動再開や職場復帰に対して体力および持久性の強化は有効とされている．

❹徒手療法
推奨グ：B （文献1, 3, 4）．急性および慢性腰痛に対して，多くの効果を示すとの報告がある．しかし，他の非観血的治療法よりも効果があるとはいえず，日本と欧米の公的資格制度の相違などもあるため，さらに詳細な検討が必要とされている．

❺神経筋群協調トレーニング（コアトレーニングを含む）
推奨グ：I （文献1, 4）．I：審査基準を満たすエビデンスがない．あるいは複数のエビデンスがあるが結論が一様でない．

1990年代まではおもに末梢での体幹や骨盤周囲筋の同時収縮や筋収縮のタ

イミングの問題とされ，運動時の協調性の問題解決が重要視されてきた．近年では，痛みに長く暴露されること自体が中枢へ悪影響を及ぼすことが示され，モーターコントロール（motor control）エクササイズの一環として腰部脊柱安定化（コア）エクササイズが推奨されている．

> **臨床での活用**　腰痛症に対する介入は，○○に対するアプローチや○○法ですべてが片付くことはない．
> 　第一優先は疼痛軽減（除去）であるため，急性期では安静と薬物療法はもとより物理療法（特に近年では温熱療法）と静的筋ストレッチングなどを併用する．急性期を過ぎて疼痛が軽減しはじめたら，動的筋ストレッチングや筋，脊柱への負荷量の少ないコアエクササイズへと漸増する（2〜4週）．その後は，体幹筋力強化や体操指導などの継続によるセルフコントロールを目標とし，エクササイズを漸増して活動性を高めていくことが再発予防にも効果的となる．

文献

1) 伊藤俊一：腰痛症．EBPT第2版，2015．pp205-212．
2) 日本整形外科学会診療ガイドライン委員会編：日本整形外科学会診療ガイドライン：腰痛診療ガイドライン 2012．南江堂，2012．
3) Carnes D, Ashby D, et al：A systematic review of pain drawing literature：should pain drawings be used for psychologic screening？ *Clin J Pain* **22**：449-457, 2006.
4) van Tulder MW, et al：Conservative Treatment of Acute and Chronic Nonspecific Low Back Pain：A Systematic Review of Randomized Controlled Trials of the Most Common Interventions. *Spine* **25**：2784-2796, 2000.
5) Hayden JA, et al：Meta-analysis：exercise therapy for nonspecific low back pain. *Ann Intern Med* **142**：765-775, 2005.

〈伊藤俊一〉

13 心筋梗塞

評価，治療/介入のエッセンス

Q1 標準的な評価指標には何がありますか？

回復期には運動耐容能評価は必須の評価として推奨される．心肺運動負荷試験によって求められる最高酸素摂取量，嫌気性代謝閾値は，予後予測，運動処方，心筋梗塞治療の評価として推奨される．呼気ガス分析装置がない場合であっても，最大運動強度（最大仕事率）や6分間歩行距離の測定が推奨される．

Q2 推奨される治療/介入には何がありますか？

ウォーキング，トレッドミル上での歩行や自転車エルゴメータを使用した自転車駆動などでの有酸素運動が推奨される．また，近年はインターバルトレーニングやレジスタンストレーニングが積極的に取り入れられている．なお，行わないことが強く推奨される事項はない．

疾患概要

心筋梗塞は，「病理学的に遷延する心筋虚血に起因する心筋細胞の壊死」と定義される．心筋細胞壊死の原因は，成熟した冠動脈粥腫（プラーク）の破綻とそれに伴う血栓形成により冠動脈内腔が急速に閉塞することにより，心筋への血液供給が絶たれることによるものである．急性心筋梗塞症の主訴の多くは，左胸の激しい痛み，胸部不快感や強い圧迫感，絞扼感で，左肩や背部，頸部などに放散痛を感じることもある．胸痛は安静にしていても20分以上持続し，硝酸薬はきかないことが多い．

急性心筋梗塞症患者の14％以上が，発症超早期に心室細動などの致死性不整脈により病院到達前に亡くなるとされることから，市民による早急な119番通報と迅速な心肺蘇生，自動体外式除細動器（AED）の運用が重要である．

心筋梗塞発症後は，可能な限り早く冠動脈内腔の閉塞部を解除する必要がある．閉塞した血管を再び開通させる治療法を再灌流療法と呼び，血栓溶解療法やバルーンカテーテルやステントを用いた経皮的冠動脈形成術（PCI）が行われる．

近年，日本では救急搬送システムの進歩や，再灌流療法の普及などにより，急性心筋梗塞の院内死亡率は東京都CCUネットワークのデータで，1982年の20.5％が2000年代には6％台に減少してきている．

標準的な評価指標(表1)

❶6分間歩行距離

推奨グ：B （文献2）．6分間歩行距離は，日常生活活動(ADL)である歩行で評価する運動耐容能評価の一つで，6分間できるだけ速く，そして長く歩行した結果，得られる歩行距離である．臨床的には運動耐容能評価，重症度判定，治療効果判定などの目的で世界的にも広く用いられている．ST上昇型急性心筋梗塞患者を対象にした研究では6分間歩行距離が300m以下になると死亡率や再入院率が高くなるとされ(文献2)，300mが一つの目標値となっている．特別な機器を使用しないので簡便であるが，自分の意志で歩くため運動負荷量が定量化されていないという問題もある．

❷最高酸素摂取量

推奨グ：A （文献3）．呼気ガス分析装置装着下で漸増運動負荷試験を行い，得られた最高の酸素摂取量(peak $\dot{V}O_2$)は，全身持久力の指標として広く使用されている．peak $\dot{V}O_2$は，最高心拍出量(最高酸素輸送能)×最高動静脈酸素含量格差(最高酸素利用能)で求められ，最高酸素輸送能は，心拍出予備力，血管拡張能，骨格筋への灌流圧に依存し，最高酸素利用能は活動筋の量や活動筋の有酸素的代謝能に依存する．急性心筋梗塞になるとpeak $\dot{V}O_2$は低下するが，そのメカニズムは，最高心拍出量(最高心拍数や最高1回拍出量)の減少，血圧低下，血管内皮機能障害による血管拡張不全，廃用性筋萎縮による筋肉量の減少，骨格筋ミトコンドリア数の減少，酸化酵素活性の低下などが考えられる．peak $\dot{V}O_2$は単に全身持久力に関する指標という側面だけでなく，鋭敏な生命予後の指標としても汎用されている．また慢性心不全の心機能障害の分類としても知られている(表2)．14ml/kg/min (4METs)が基準値とされ，低くなるほど重症である．最大運動負荷を行う検査では医師の立ち合いが必須とされ，安全に行うための専門的なスキルが必要とされる．

❸嫌気性代謝閾値の酸素摂取量

推奨グ：A （文献3）．嫌気性代謝閾値の測定は必ずしも最大運動負荷は必要なく，再現性よく個別に運動強度が設定できる．11ml/kg/minが基準値とされ，低くなるほど重症である．

❹最大運動強度(最大仕事率)

推奨グ：A （文献3）．最大運動強度(最大仕事率)は，上記2つを求める運動負荷試験と同じプロトコルで呼気ガス分析なしで運動負荷試験を行い求める

ことができる．この際に重要なのは，運動時の血圧，心拍数，心電図，自覚症状の評価であり，運動中に異常反応がないことを評価することは，より臨床的で重要である．最大仕事率を測定し，その40〜60％で運動処方することもできる．

➡ 歩行能力低下：154頁参照．

表1　推奨される評価の長所・課題

	長所	課題
❶6分間歩行距離	・簡便である ・普及している ・特別な機器や技術を要しない	・最大負荷まで追い込むことが難しい→信頼性が乏しい
❷最高酸素摂取量	・信頼性が高い	・煩雑である ・特別な機器や技術を要する
❸嫌気性代謝閾値の酸素摂取量	・信頼性が高い	・煩雑である ・特別な機器や技術を要する
❹最大運動強度(最大仕事率)	・信頼性が高い	・最大負荷を行うのでリスクを伴う

表2　Weberの心機能分類

クラス	重症度	最高酸素摂取量(mL/kg/min)
A	None-mild	20以上
B	Mild-moderate	20-16
C	Moderate-severe	16-10
D	Severe	10-6
E	Very severe	6以下

臨床での活用　心筋梗塞の全体像を理解するには，心筋の壊死や心機能の低下に加え，再発予防のための冠危険因子の把握を行うことが重要である．また，近年高齢患者が増えていることから，SPPB，歩行速度，TUGなどの高齢者共通の運動機能もあわせて評価する．心筋梗塞になると，動くことに不安を覚えたり，再発の不安のため抑うつ傾向になったり，運動機能以外にも精神機能への影響も大きい．そのため，抑うつや不安，健康関連QOLもあわせて評価して，患者の心理を理解し，できるだけ精神的ストレスを解消することを心掛けるべきである．

推奨される治療/介入の方法

❶有酸素運動

推奨グ：A （文献3）．心筋梗塞患者に対する有酸素運動の効果については，運動耐容能の改善はもとより，生命予後を改善させるとのエビデンスは確立している．日本循環器学会のガイドライン「心血管疾患のリハビリテーションに関するガイドライン」（文献5）では，有酸素運動は，「嫌気性代謝閾値レベル，最高酸素摂取量の40〜60％，最高心拍数の40〜60％またはBorg指数12〜13相当の運動」が推奨されている（クラスⅠ，エビデンスレベルA）．また，「運動負荷試験によるリスク評価と運動処方に基づき，15〜60分の運動を最低週3回（できれば毎日）行い，日常生活での身体活動を増加させること」が推奨されている（クラスⅠ，エビデンスレベルB）

有酸素運動では，長時間持続することが可能で，交感神経の緊張が高まりすぎることなく，不整脈の発生や血小板凝集能の亢進が起こらない．また，運動強度の増加に対する心収縮能の応答も保たれるため，急性心筋梗塞患者でも安全に運動療法を行うことができる．

❷インターバルトレーニング

推奨グ：A （文献3）．運動強度を中等度から高強度に上げたり，中等度から低強度に下げたり，運動強度を間欠的に変化させる運動である．運動強度の上限や下限，該当する運動強度での運動継続時間については，標準的なものは示されていない．運動耐容能がかなり低下している患者では，運動と休止を組み合わせることもある．連続した有酸素運動ができない患者に応用することで，徐々に運動に慣れ，連続した運動が可能となる．

❸レジスタンストレーニング

推奨グ：A （文献3）．レジスタンストレーニングは有酸素運動と同様の効果が期待できる．米国ACC/AHAガイドライン「ST上昇急性心筋梗塞ガイドライン（2007）」では，心筋梗塞後のレジスタンストレーニングはクラスⅡb，冠動脈疾患の二次予防ガイドライン（2011）では有酸素運動に追加するレジスタンストレーニングはクラスⅡaとされている（文献1）．

不安定狭心症は絶対禁忌で，冠動脈疾患の主要な危険因子をもつものが相対禁忌とされていることからも，心筋梗塞患者にレジスタンストレーニングを開始する前には医師の判断を仰ぐことが必要である．特に，本格的なレジスタンストレーニングを開始する前には，数週間の有酸素運動療法プログラムに参加

して，問題がないか確認したあとに参加すべきである（文献1）．特に広範囲前壁梗塞のような心筋梗塞症例には，心機能低下に充分な配慮が必要である．

　レジスタンストレーニングの最も重要な目的は，筋力や筋持久力を向上させることで，運動能力を改善するとともに，制限されていたADLを拡大し，社会参加を増やすことである．

❹生活習慣改善を含む二次予防教育

　推奨グ：A （文献3）．日本循環器学会ガイドライン「ST上昇型急性心筋梗塞の診療に関するガイドライン（2013年改訂版）」（文献4）によると，患者教育はクラスⅠレベルAからCで推奨されている．

　日本循環器学会のガイドライン「心血管疾患のリハビリテーションに関するガイドライン」（文献5）では，急性期に実施すべき最小限の事項として以下の項目が挙げられている．

①胸痛が生じた際の対処方法と連絡方法
②ニトログリセリン舌下錠またはスプレーの使用方法
③家族を含む心肺蘇生法講習
④患者の有する冠危険因子についての説明
⑤二次予防のための心臓リハビリテーション参加と生活習慣改善への動機付け
⑥禁煙（すべての患者は入院中禁煙しているのでこれを継続させる）

臨床での活用　患者教育は看護師の仕事と決めつけてはいけない．心臓リハに関与するスタッフであれば，職種にこだわらず，いろいろな職種が協働して，患者教育をして再発予防に力を合わせることが重要である．心臓リハは，「長期にわたる包括的なプログラムで，医学的な評価，処方された運動，冠危険因子の是正，教育，カウンセリングなどを含む（米国公衆衛生局）」と定義され，典型的なチーム医療実践の場である．
　有酸素運動の強度を意識するあまり，すべての日常生活を有酸素運動強度以下にしなければならないというわけではない．無酸素運動を長時間行い，交感神経の緊張が亢進した状態が続くと，不整脈の発生や血小板凝集能の亢進のリスクが高くなるが，無酸素運動をごく短時間行うことではこのようなことは起こりにくい．たとえば階段昇降は運動強度が高いADLであるが，休み休み行えば，運動耐容能が低い患者でも実施は可能である．

文献

1) 高橋哲也：心筋梗塞．EBPT第2版，2015, pp213-226.
2) Hassan AK et al：Can exercise capacity assessed by the 6 minute walk test predict the development of major adverse cardiac events in patients with STEMI after fibrinolysis？ *PLoS One* 9(6)：e99035, 2014.
3) 理学療法診療ガイドライン部会：理学療法診療ガイドライン第1版（2011年），日本理学療法士協会，心大血管疾患；pp858-928, 2011.
4) 日本循環器学会：ST上昇型急性心筋梗塞の診療に関するガイドライン，2013年改訂版（班長：木村一雄）．
5) 日本循環器学会：心血管疾患のリハビリテーションに関するガイドライン，2012年改訂版（班長：野原隆司）．

（高橋哲也）

14 慢性心不全

評価，治療/介入のエッセンス

Q1 標準的な評価指標には何がありますか？

A 重症度分類としてNYHA心機能分類が一般的に用いられる．帰結評価は，運動耐容能の指標として最高酸素摂取量や6分間歩行距離が，QOL評価としてミネソタ心不全質問票およびカンザス市心筋症質問票が推奨される．

Q2 推奨される治療/介入には何がありますか？

A 有酸素運動および包括的な疾病管理指導が推奨される．レジスタンストレーニング，吸気筋トレーニング，神経筋電気刺激療法の併用も考慮する．なお，行わないことが強く奨励される事項はない．

疾患概要

慢性心不全は，慢性の心筋障害により心臓のポンプ機能が低下し，末梢主要臓器の酸素需要量に見合うだけの血液量を絶対的にまた相対的に拍出できない状態であり，肺，体静脈系または両系にうっ血をきたし日常生活に障害を生じた病態である．心不全を引き起こす原因は多岐にわたるが，虚血性心疾患，高血圧，弁膜症がその大半を占めている．加齢とともに心不全の発症率は増加し，80歳代の発症率は10％にのぼる．

慢性心不全は長期的には慢性かつ進行性に心機能が低下し入退院を繰り返す．心不全の増悪によって入院した患者の1年以内の再入院率は25％，全死亡率は10％にのぼり，4人に1人は1年以内に再入院をすることになる．

心不全による症状は，ポンプが不全に陥って末梢組織に充分な血液がいきわたらない低灌流症状とうっ血症状に大別される．低灌流症状としては，脈圧低下，尿量低下，四肢の冷感，倦怠感などが，うっ血症状としては，呼吸困難，下腿浮腫などがある．

慢性心不全に対する治療の基本は，神経体液性因子の過剰な亢進を抑制するβ遮断薬やアンジオテンシン変換酵素阻害薬などの薬物療法に加えて，冠動脈疾患や弁膜症への手術療法，重症患者では心臓再同期療法や補助人工心臓などのデバイス療法が行われることもある．

標準的な評価指標(表1)

❶NYHA(New York Heart Association)心機能分類(表2)
推奨グ:A（文献1, 2）．心不全の現在の状態を示し，値が大きいほど重症．心不全の急性増悪時にNYHA Ⅳ度であっても，治療によってⅢ度やⅡ度に改善しうる．

❷Nohria-Stevenson分類(図)
推奨グ:A（文献1, 2）．うっ血所見と低灌流所見の有無で4群に分類される．心不全症状や徴候を整理するうえで有用であり，日々の理学療法を安全に施行するうえでも重要である．

❸ミネソタ心不全質問票・カンザス市心筋症質問票
推奨グ:A（文献4）．疾患特異的なQOLの評価指標として用いられる．

❹フレイル・サルコペニアの関連指標
推奨グ:A（文献5）．フレイルやサルコペニアに関する指標は高齢心不全患者における重要評価の一つとして欧州のガイドラインで推奨されている．

➡ 最高酸素摂取量，6分間歩行距離：77頁，サルコペニア評価：121頁参照．

表1　推奨される評価の長所・課題

	長所	課題
❶NYHA心機能分類	・簡便である ・普及している	
❷Nohria-Stevenson分類	・特別な機器を要さない	・技術を要する
❸ミネソタ心不全質問票・カンザス市心筋症質問票	・信頼性が高い	・版権が必要
❹フレイル・サルコペニアの関連指標	・特別な機器を要しない ・高齢者では重要性が高い	・指標や定義が一定していない

表2　NYHA（New York Heart Association）心機能分類

Ⅰ度　心疾患はあるが身体活動に制限はない．
　　　日常的な身体活動では著しい疲労，動悸，呼吸困難あるいは狭心痛を生じない．
Ⅱ度　軽度の身体活動の制限がある．安静時には無症状．
　　　日常的な身体活動で疲労，動悸，呼吸困難あるいは狭心痛を生じる．
Ⅲ度　高度な身体活動の制限がある．安静時には無症状．
　　　日常的な身体活動以下の労作で疲労，動悸，呼吸困難あるいは狭心痛を生じる．
Ⅳ度　心疾患のためいかなる身体活動も制限される．
　　　心不全症状や狭心痛が安静時にも存在する．わずかな労作でこれらの症状は増悪する．
（付）Ⅱs度：身体活動に軽度制限のある場合
　　　Ⅱm度：身体活動に中等度制限のある場合

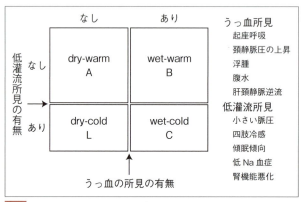

図　Nohria-Stevenson分類

臨床での活用　Nohria-Stevenson分類に含まれるうっ血と低灌流所見は心不全患者に対するデイリーアセスメントの基本であり，日々の理学療法を安全に施行するうえでは最も重要な評価である．運動耐容能やQOL，フレイル・サルコペニア関連指標は週または月単位で変化するものであり，治療や介入の方向性が妥当であるかを判断する材料となる．

推奨される治療/介入の方法

❶有酸素運動
推奨グ：A，**推奨E：1**（文献1, 3）．NYHA Ⅱ～ⅢのLVEFが低下した心不全患者のメタ解析の結果，有酸素運動を主体とした運動療法は，すべての原因による再入院を25％，心不全による再入院を39％低下させ，最高酸素摂取量を2.16mL/kg/min，6分間歩行距離を40.9m，ミネソタ心不全質問票で評価したQOLを5.8ポイント改善させることが明らかとなっている．

❷患者および家族に対する教育（表3）
推奨グ：A，**推奨E：1**（文献2, 6）．NYHA Ⅰ～Ⅳ，3,304名の心不全患者を含むメタ解析では，退院前後の多職種による包括的な疾病管理や退院後の訪問看護・電話指導を行うことにより，再入院のリスクを25％低下させ，QOLを改善させることが明らかとなっている．患者，家族，介護者等に慢性心不全の特徴，心不全増悪時の対処方法，薬物治療に関する充分な説明を行うとともに，ナトリウム，水分制限，活動制限や禁酒・禁煙の指導を行う．

❸レジスタンストレーニング
推奨グ：B，**推奨E：2**（文献7）．有酸素運動とレジスタンストレーニングを組み合わせて行うことにより，運動療法を行わなかった群と比較して，6分間歩行距離を61m改善させることが明らかとなっている．有酸素運動のみと有酸素運動＋レジスタンストレーニングを比較した試験では，運動耐容能への効果は明らかでないが，筋力増強には有効との報告が多い．

❹吸気筋トレーニング
推奨グ：B，**推奨E：2**（文献1）．NYHA Ⅱ～ⅢのHFrEF患者287名を対象としたメタ解析によると，吸気筋トレーニングはコントロール群と比較して，最高酸素摂取量，6分間歩行距離，QOL，吸気筋力，VE/VCO_2 slopeを改善させることが示されている（文献3）．本トレーニングは特に，吸気筋力が低下した患者に有効性が高いと考えられている．

❺神経筋電気刺激療法
推奨グ：B，**推奨E：2**（文献1）．NYHA Ⅱ～ⅣのHFrEF患者301名を含むメタ解析によると，神経筋電気刺激療法はコントロール群と比較して，最高酸素摂取量，6分間歩行距離，QOLを改善させることが示されている．一方，充分な運動療法が困難な症例においては，運動療法の代替手段の一つになると考えられる．

表3 心不全患者および家族に対する教育の要点

Class I（エビデンスから通常適応され，常に容認される）
- 多職種による自己管理能力を高めるための教育，相談支援：患者および家族，介護者に対して
- 体重測定と増悪症状のモニタリング
- 薬物治療の継続および副作用のモニタリング
- 禁煙
- 症状安定時の適度な運動

Class IIa（エビデンスから有用であることが支持される）
- 1日7g程度のナトリウム制限食
- 節酒
- 感染予防のためのワクチン接種
- 精神症状のモニタリングと専門的治療：抑うつ，不安等に対して
- 心不全増悪のハイリスク患者への支援と社会資源の活用：独居者，高齢者，認知症合併者等に対して

臨床での活用 高齢患者に対しては，低強度の有酸素運動，バランス機能やADL向上のためのファンクショナルトレーニングを患者の体力にあわせて優先順位をつけて施行する．患者・家族への教育は多職種でガイドラインに基づいて指導内容を統一して行う．職種間で指導内容に矛盾が生じていないかを定期的に見直すことも重要である．

文献

1) 神谷健太郎, 松永篤彦：心不全. EBPT第2版, 2015, pp227-242.
2) 日本循環器学会：慢性心不全治療ガイドライン, 2010年改訂版(班長：松﨑益德).
3) 日本循環器学会：心血管疾患におけるリハビリテーションに関するガイドライン, 2012年改訂版(班長：野原隆司).
4) Yancy CW et al：2013 ACCF/AHA guideline for the management of heart failure. *Circulation* 128：e240-327, 2013.
5) Ponikowski P et al：2016 ESC Guidelines for the diagnosis and treatment of acute and chronic heart failure. *Eur Heart J* 37：2129-2200, 2016.
6) Phillips CO et al：Comprehensive discharge planning with postdischarge support for older patients with congestive heart failure：a meta-analysis. *JAMA* 291：1358-1367, 2004.
7) Chen YM et al：Combined endurance-resistance training improves submaximal exercise capacity in elderly heart failure patients：a systematic review of randomized controlled trials. *Int J Cardiol* 166：250-252, 2013.

〔神谷健太郎，松永篤彦〕

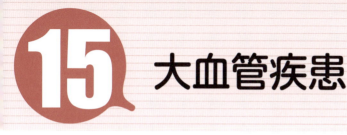

15 大血管疾患

評価，治療/介入のエッセンス

 Q1 標準的な評価指標には何がありますか？

A 造影CT検査によるStanford分類やDeBakey分類は大動脈解離の解離部位を特定するのに有効である．解離部位に次いで血栓開存型，ULP (ulcer like projection)，血栓閉塞型，真性瘤などの病態評価を追加することが推奨される．

 Q2 推奨される治療/介入には何がありますか？

A 血圧上昇と病態悪化の関係は広く知られており，血圧反応を主な観察指標として，安静臥床の状態から活動量（強度・頻度・持続時間）と行動範囲を拡大しながら，社会生活復帰を目指す．なお，血圧上昇を招く高強度の運動・動作は行わないことが強く推奨されている（グレードD）．

疾患概要

　大動脈瘤または大動脈解離が代表的な疾患である[1]．大動脈瘤は大動脈の3層構造が維持されたまま拡大するもので，大動脈解離は中膜レベルで2層に解離し真腔と偽腔を呈する．大動脈瘤は男性70代，女性80代がピークで，大動脈解離は激しい疼痛を主訴として男女とも70代にピークがある．

　主症状は発生部位が上行大動脈にあれば，心タンポナーデ，大動脈弁閉鎖不全，狭心症，心筋梗塞などとなる．上行大動脈から弓部大動脈に発生した場合は，脳梗塞，上肢虚血などで，胸部下行大動脈では運動障害有意の対麻痺が特徴的である．腹部大動脈の場合は，腸管虚血による消化器症状，腎不全症状，下肢虚血症状に及ぶ．

　治療は降圧療法または人工血管置換術やステント内挿術が第一選択である．早期から理学療法も併用され，安静臥床の状態から活動量を増加させ社会生活復帰を目指す．機能予後において，5年後の全死亡回避率ではStanford A型の血栓開存型で23％にとどまるが，Stanford A型血栓閉塞型で73〜86％，Stanford B型血栓開存型で64〜79％，Stanford B型血栓閉塞型で74〜97％と比較的良好な成績が報告されている．発症経過で脳梗塞や脊髄梗塞を合併した場合の機能予後は不良となる．

標準的な評価指標（表1）

❶画像診断による部位と形態の評価

推奨グ：A（文献2）．ガイドラインでも造影CTによる迅速な診断と，病態に合わせた治療手段の選択が推奨されており，信頼性が高く国内では普及している．一般的に大動脈径は50mmが判断基準であり50mm未満では定期的な画像観察となり，50mm以上では外科的処置を検討する．一方，高齢者や腎機能低下例および遠隔地では造影CTの実施が困難な場合もある．

❷その他のバイオマーカー

・CRP（C reactive protein）： 推奨グ：B（文献3）．

大動脈解離の発症と血栓化の経過に起こる，炎症としての病理学的変化を反映しており，病態の進行や治癒過程に連動して変動する．誤嚥性肺炎や尿路感染など感染兆候を伴わないCRPの再上昇は，大動脈解離の伸展や瘤拡大を疑う所見であり，造影CTでの再評価で瘤の拡大や進展を観察したケースも多々ある．

・D-ダイマー： 推奨グ：B（文献4）．

線溶現象を反映する指標であり血栓形成時は高値を呈するが，深部静脈血栓症などでも上昇し大動脈解離の診断特異性は低い．しかし，急性期診断で500ng/mLを超えるD-ダイマーの上昇は，大動脈解離を疑う根拠にはなる．

❸ステント挿入術の評価

推奨グ：A（文献1）．ステントエンドリークは造影CTなどで評価される指標であり（表2），ステント挿入術の増加とともに治療方針の決定に必要な評価となっている．ステント治療は低侵襲であり早期退院が可能となるが，Endoleak

表1 推奨される評価の長所・課題

	長所	課題
❶画像診断による部位と形態の評価	・信頼性が高い	・特別な機器や技術を要する
❷その他のバイオマーカー	・特別な機器や技術を要しない	・信頼性が不明
❸ステント挿入術の評価	・信頼性が高い	・特別な機器や技術を要する

の存在は再解離や瘤拡大を危惧する状態として注意が必要である．

表2　病型・病態の評価

分類	分類	状態
Stanford	A型	上行大動脈に解離があるもの
	B型	左鎖骨下動脈より遠位に解離があるもの
DeBakey	Ⅰ型	解離が上行大動脈に始まり腹部まで至るもの
	Ⅱ型	解離が上行大動脈に限局するもの
	Ⅲa型	解離が胸部下行大動脈に限局するもの
	Ⅲb型	解離が左鎖骨下動脈分岐から腹部まで至るもの
病態	開存型	偽腔造影されるもの
	ULP型	ULPと呼ばれる突出が確認できるもの
	閉塞型	偽腔が造影されないもの
ステントエンドリーク	Ⅰ	ステントの近位端または遠位端からの瘤内血流残存
	Ⅱ	分岐血管からの逆流による瘤内血流残存
	Ⅲ	グラフト破損部あるいは接合部での瘤内血流残存
	Ⅳ	グラフト素材を介する瘤内血流残存

> **臨床での活用**
> Stanford 分類 B 型より A 型，DeBakey 分類 Ⅲa・Ⅲb 型より Ⅰ・Ⅱ型で，解離部位は心臓に近いことになり，心タンポナーデなどの合併など慎重な対応が必要となり，A 型解離を外科的に手術してから B 型解離として治療継続する．病態評価としては開存型・ULP 型・閉塞型の順で，再解離や瘤径拡大が危惧され，慎重な対応が必要となる．解離部位と病態評価によって，1 週間から 4 週間プログラムまで，急性期の理学療法プログラムの進行速度を調整する．脳梗塞や脊髄梗塞などの運動麻痺合併例や，高齢で運動機能低下を認める例などは，諸動作における血圧反応の制限因子を判断する必要がある[1]．大動脈解離の病態が ADL 障害の制限因子となるか，運動麻痺などが ADL 障害の制限因子となるかは理学療法評価が重要である．

推奨される治療／介入の方法

❶急性期理学療法とADL拡大
推奨グ：A，推奨E：1（文献2）．急性期の死亡率が高い大動脈解離は病態の安定化を大前提として，管理された血圧の範囲内で可及的にADLを拡大する．その目安として偽腔の状態別に血栓開存型では収縮期血圧を120mmHg以下，血栓閉塞型では130mmHg程度，真性瘤では140mmHg以下に管理する．不必要な廃用症候群を予防しながら安全に行動範囲を拡大し，社会復帰に向けては個人の社会背景を考慮したワークシミュレーションで，安全な社会復帰が可能であることを確認する．運動負荷試験における血圧反応の再現性の問題や，運動様式の違いによる血圧反応の差異によって，運動負荷試験での運動耐容能の評価は困難である．手術例において予定手術の場合は，術前呼吸理学療法や運動療法の併用で術後の合併症予防とせん妄回避などが期待できる．

❷回復期および維持期理学療法
推奨グ：A，推奨E：1（文献5）．大動脈解離の病態が比較的安定した回復期以降の理学療法は，散歩など低強度の持続運動に降圧効果が認められている．低強度の持続運動は血圧低下のほか投薬量の低下などの効果が期待できる．再発予防目的も含めた低強度有酸素運動の継続が推奨される．ただし再発や5年生存率など課題の残る疾患群であることを考慮する必要がある．不適切な運動強度と収縮期血圧の上昇は再発のリスクを高めるだけであるため，回復期および維持期理学療法でも避ける必要がある．

推奨グ：B，推奨E：2（文献1）．ADL障害に対しては低強度の無酸素運動（筋力増強運動）が有効であり，安全に実施できるADLの拡大につながる．脳梗塞や脊髄梗塞などの合併症例も無酸素運動によって，ADL障害の軽減が期待できる．この場合も偽腔の状態別に血栓開存型では収縮期血圧を120mmHg以下，血栓閉塞型では130mmHg程度，真性瘤では140mmHg以下に管理する．

❸予防介入
推奨グ：B，推奨E：2（文献6）．大動脈解離の再発予防（二次予防）は，前述の回復期および維持期理学療法の目的でもあるが，発症予防（一次予防）として，動脈硬化や高血圧を改善することも重要である．現段階では動物実験での検討であるが，腹部大動脈瘤を中心として瘤径減少を目的とした積極的な治療介入の報告がされている．軽症腹部大動脈瘤は投薬と経過観察の対応が一般

的であったが,今後積極的に予防的運動療法の導入が期待される.ここでも低強度有酸素運動の継続が効果的であると報告されており,大動脈解離は高強度の運動を処方する必要がない疾患群である.

> **臨床での活用**　理学療法介入として,低強度有酸素運動で降圧効果と瘤径縮小が期待できる.低強度無酸素運動でADL障害の改善が期待できる.呼吸筋トレーニングでは急性期において離床促進が期待できる.患者教育・ホームエクササイズで再発予防やQOL維持が期待できる.血圧を管理して病態を悪化させない点に留意すれば,ADL障害を最低限に抑えQOL向上に寄与できる.低強度の持続運動が鍵となる.

文献

1) 渡辺　敏:大血管疾患.EBPT第2版, 2015, pp243-253.
2) 日本循環器学会:大動脈瘤・大動脈解離診療ガイドライン, 2011年改訂版(班長:髙本眞一).
3) Makita S et al: Behavior of C-reactive protein levels in medically treated aortic dissection and intramural hematoma. *Am J Cardiol* 86: 242-244, 2000.
4) Avi Shimony et al: Meta-Analysis of Usefulness of D-Dimer to Diagnose Acute Aortic Dissection. *Am J Cardiol* 107: 1227-1234, 2011.
5) 日本循環器学会:心血管疾患におけるリハビリテーションに関するガイドライン, 2012年改訂版(班長:野原隆司).
6) 松本泰治・他:定期的運動は実験的大動脈瘤マウスモデルにおいて腹部大動脈瘤形成を抑制する.*JJCR* 17: 151-154, 2012.

(渡辺　敏)

16 末梢血管疾患

評価，治療/介入のエッセンス

Q1 標準的な評価指標には何がありますか？

血行動態評価としてABI，TBIが推奨される．歩行障害の評価としてトレッドミルを用いた歩行負荷試験，WIQが推奨される．

Q2 推奨される治療/介入には何がありますか？

間欠性跛行の初期治療として運動療法（歩行トレーニング）が推奨される．また，重症虚血に対する物理療法として人工炭酸泉温浴，創管理として理学療法士を含めた多職種から成るチームアプローチが推奨される．なお，すべての重症度において，理学療法の有害性を示す事項はない．

疾患概要

末梢動脈疾患（peripheral arterial disease；PAD）は，冠動脈より末梢側の動脈閉塞または狭窄に伴い四肢および臓器の虚血症状を呈する疾患で，下肢動脈に好発する閉塞性動脈硬化症がよく知られている．有病率は3～10％とされており，喫煙，糖尿病，脂質異常症，高血圧，加齢などが危険因子である．

主症状は運動時に虚血症状が顕在化する間欠性跛行であり，安静時疼痛，潰瘍/壊疽といった重篤な症状を呈する症例も一定割合存在する．間欠性跛行の治療では運動療法と薬物療法が併用されるが，運動療法と薬物療法で症状の改善が得られず日常生活に支障をきたす場合や重症下肢虚血（CLI；critical limb ischemia）では，血行再建術が選択される．

無症候性PADおよび間欠性跛行の5年後の転帰として，70～80％は症状の安定が見込まれるが，1～2％はCLIに至るとされている．CLIの予後は不良で，1年後の転帰として下肢切断（25％），死亡（25％）であることが示されている．

標準的な評価指標(表1)

❶ABI(ankle-brachial index);足関節上腕血圧比(表2)

推奨グ:Class I, 推奨E:B *(文献2). 足関節収縮期血圧を左右いずれか高いほうの上腕収縮期血圧で除した数値. ABIの低下は末梢動脈に狭窄または閉塞が存在することを示唆する.

❷TBI(toe-brachial index);足趾上腕血圧比(表2)

推奨グ:Class I, 推奨E:B (文献2). 足趾収縮期血圧を左右いずれか高いほうの上腕収縮期血圧で除した数値. 血管壁の石灰化によりABIが異常高値を示す症例において有用である. 特に, 高度な血管石灰化を生じやすい糖尿病や腎不全を併発している症例においては, ABIの解釈に注意を要するとともに, TBIの測定を検討する必要がある.

❸トレッドミルを用いた歩行負荷試験

推奨グ:Class I, 推奨E:B (文献2), 推奨E:A (文献3). トレッドミルを用いた歩行負荷試験は, 安静時ABIが正常または境界域でも下肢虚血が疑われる場合のPAD診断に有用とされる. また, 跛行の重症度評価および治療の効果判定では, 最大歩行距離(MWD:maximal walking distance), 無

表1 推奨される評価の長所・課題

	長所	課題
❶ABI	・信頼性が高い(動脈血管壁石灰化例を除く) ・普及している	・特別な機器や技術を要する(オシロメトリック法)
❷TBI	・信頼性が高い	・特別な機器や技術を要する
❸トレッドミルを用いた歩行負荷試験	・信頼性が高い ・簡便である	・特別な機器や技術を要する
❹WIQ	・簡便である ・特別な機器や技術を要しない	・あまり普及していない

＊注
文献2, 4では, 推奨グレードをクラス分類(Ⅰ～Ⅲ)およびエビデンスレベル(A～C)として表記される.

痛歩行距離(PFWD；pain-free walking distance)および歩行前後のABIとその回復時間を測定する．文献4では安静時ABIの測定後にトレッドミル(3.2km/h，勾配10〜12%)を用いて痛みが生じるまで(または最長5分間)歩行し，再びABIを測定するプロトコルが明示されており，この際，安静時と比較して15〜20%のABI低下を認めればPADと診断される．わが国では速度2.4km/h，勾配12%で行われることが多い(文献5)．

❹ WIQ(Walking Impairment Questionnaire)；歩行障害質問表

推奨グ：B (文献3)．間欠性跛行例を対象とした疾患特異的QOLの評価尺度である．

➡ 6分間歩行距離：77頁，141頁参照．

表2　ABI*・TBI**の判定基準

項目	算出値	判定
ABI	1.00≦ABI≦1.40 0.91≦ABI≦0.99 ABI≦0.90 1.40＜ABI	正常 境界域 末梢動脈の狭窄・閉塞を疑う 判定不能
TBI	TBI≦0.70	末梢動脈の狭窄・閉塞を疑う

*ABI：ankle-brachial index(足関節上腕血圧比)
**TBI：toe-brachial index(足趾上腕血圧比)

表3　各ガイドラインにおいて推奨される監視下運動療法

推奨される運動内容	AHA/ACCガイドライン	TASC Ⅱ 末梢閉塞性動脈疾患の治療ガイドライン (2015年改訂版)
種類	トレッドミル歩行	トレッドミル歩行 トラック歩行
強度		跛行症状が3〜5分以内に生じる程度の速度と傾斜
プロトコル	歩行による疼痛が中等度に達したら休息する 運動-休息-運動のパターンを繰り返す	
持続時間	30〜45分/回	30〜60分/回
頻度	少なくとも3回/週	3回/週
治療期間	少なくとも12週	3カ月
強度増量の目安		10分以上歩ける場合，速度や勾配を増加する 3.2km/hで歩けるようであれば勾配を増加する 歩行速度4.8km/hを目標とする

臨床での活用　PAD症例では，加齢や慢性腎不全，脳血管疾患など複数の合併症を有するため歩行安定性を欠く者も多い．トレッドミルを用いた歩行負荷試験では，安全が確保されるよう，速度および傾斜を個人の能力に合わせて調整したり，症例によっては平地での快適速度歩行を歩行評価とすることも多い．速度および傾斜を調整したうえで治療前後の評価を実施する場合は評価条件を統一する．平地での快適速度歩行とした場合は，最大歩行時間および跛行出現時間も同時に計測し歩行速度を含めた評価を行う．近年，CLI症例への理学療法が処方される機会が増加しているが，CLIでは皮膚微小循環の評価も重要であり，経皮的酸素分圧やサーモグラフィーなど，理学療法士でも実施可能な無侵襲検査が複数ある．しかし，測定機器が高価な点や，結果が測定環境に左右されやすいなどの点から，理学療法室で行われる機会は少なく，Vascular-Labや生理検査室にて行われることが多い．したがって，臨床場面では，他部門で行われた血管検査結果を確認しながら，理学療法室で疼痛評価，潰瘍径および皮膚色などを経時的に評価することで治療効果を判断しているのが現状である．また，定期的に医師の回診に同行して患部の写真撮影を行い，潰瘍形成部位や感染の有無，皮膚色の変化を確認し，理学療法の方針を検討することが望ましい．

推奨される治療/介入の方法

❶監視下運動療法（歩行トレーニング）

推奨グ：Class I, 推奨E：A（文献2, 4），推奨グ：A（文献3）．間欠性跛行の初期治療として監視下運動療法が推奨されている．トレッドミルもしくはトラック歩行で，下肢痛が中等度に達するまで歩行した後に休息し，下肢痛が消失したら再度歩行を開始するプロトコルが推奨されている．1回の運動時間やその頻度，治療期間について表3に示す．運動療法の効果として，血管内皮機能の改善，筋代謝の改善などに伴う連続歩行距離の延長，QOL改善が報告されている．

❷在宅運動療法

推奨グ：ClassⅡa, 推奨E：A（文献2）．近年，間欠性跛行に対する在宅運動療法の有効性が示されている．在宅運動療法では，医療提供者から監視下運動療法に準じた処方が行われること，ヘルスコーチングや活動量計の使用など行動変容テクニックを組み入れることが推奨されている．

❸代替運動療法

推奨グ：ClassⅡa, 推奨E：A（文献2）．間欠性跛行に対する従来の歩行トレーニングに代わり，代替運動療法（上肢エルゴメータ，サイクリング，跛行痛なし〜軽度の強度での歩行運動など）の有用性が指摘されている．

❹チームアプローチ

推奨グ：Class I, 推奨E：B-NR（文献2）．CLIの創治療において，多職種を構成員としたケアチームが評価およびケアに介入することが推奨されている．ケアチームの構成員として理学療法士も明記されており，患者教育や歩行評価，装具，バイオメカニクスの視点を取り入れた介入などが期待される．

❺人工炭酸泉温浴

推奨グ：B, 推奨E：4b（文献5）．高濃度の二酸化炭素が溶解した温水に下腿および足部を浸漬させる治療法である．二酸化炭素濃度1,000ppm以上，37〜38℃の湯温，水深20〜30cm，1回の治療時間10〜15分，頻度2回/日，治療期間2カ月以上が推奨されている．また，炭酸泉の作製には人工炭酸泉製造装置が用いられる．

臨床での活用

間欠性跛行の初期治療として監視下運動療法の有効性が示されている一方で，臨床においては，血行再建術後の症例，潰瘍治療中の症例に対し理学療法が処方される機会も多い．血行再建術後は自立歩行獲得またはADL維持を目的とした理学療法を行う．周術期はリスク管理の視点から，全身状態，潰瘍・壊疽および局所感染の有無，残存虚血による安静時疼痛の有無を確認する．また，亜急性期においては心血管疾患およびその他の運動制限を必要とする併存症の管理が必要となる．潰瘍・壊疽および局所感染，安静時疼痛を認めない症例については自立歩行獲得後，歩行を中心とした監視下運動療法に移行し，潰瘍・壊疽および局所感染を有する症例においては装具療法を併用しながらADL維持を目的とした介入を継続する．また，筋活動に伴う血液需要の増加が虚血症状を誘発する可能性がある点に配慮し，活動量を設定する．

炭酸泉温浴はいずれの病期においても適応があるため汎用性が高く，特に，足部潰瘍が形成されていない対象者に行う場合は，抗菌炭酸温浴剤を使用することで，専用機器のない診療環境や在宅においても実施が可能である．一方，感染を伴う潰瘍や骨に達する潰瘍に対しては禁忌とされ，実施前の足部観察は必須である．

文献

1) 近藤恵理子・他：末梢血管疾患．EBPT 第2版，2015，pp254-267．
2) Gerhard-Herman MD et al：2016 AHA/ACC guideline on the management of patients with lower extremity peripheral artery disease: a report of the American College of Cardiology/American Heart Association task force on clinical practice guidelines. Circulation 135：e726-e779, 2017.
3) 日本脈管学会編：下肢閉塞性動脈硬化症の診断・治療指針Ⅱ．メディカルトリビューン，2007．
4) 日本循環器学会：末梢閉塞性動脈疾患の治療ガイドライン，2015年改訂版（班長：宮田哲郎）．
5) 理学療法診療ガイドライン部会：理学療法診療ガイドライン第1版（2011），日本理学療法士協会，糖尿病；pp732-854, 2011.

（近藤恵理子，林　久恵）

急性呼吸不全

評価，治療/介入のエッセンス

標準的な評価指標には何がありますか？

Berlin定義が診断基準および重症度分類として，国際的に使用されている．鎮痛・鎮静評価として，BPS，RASSが推奨される．せん妄評価として，CAM-ICU，ICDSCが推奨される．筋力評価として，MRCスコアが推奨され，ICU-AWの診断基準の一部としても用いられる．

推奨される治療/介入には何がありますか？

人工呼吸器による呼吸管理が最優先されるが，呼吸理学療法および早期離床が推奨される．呼吸理学療法は，頭高位，シムス位，腹臥位などの体位変換，排痰手技を併用した体位ドレナージが推奨される．なお，行わないことが強く推奨される事項はない．

疾患概要

　急性呼吸不全は，その原因として肺胞領域に生じた好中球主体の非特異的な過剰炎症反応，およびそれに伴う広範な肺損傷とされるが，不明な点は多い．発症率は年間で約5〜80人/10万人とされるが，ARDS新診断基準に基づいた大規模疫学調査は少ないのが現状である．

　症状の特徴として，通常の酸素投与のみでは改善しない低酸素血症，換気力学的な変化（肺コンプライアンスの低下，気道抵抗の上昇），拡散障害，換気血流比不均等，肺血管抵抗の上昇，肺サーファクタント機能不全が挙げられる．治療は，人工呼吸管理が最優先となる．現状で生存率の改善に寄与できる確立した薬物療法はない．長期人工呼吸管理に伴う長期臥床による弊害が問題となっており，機能的・精神的な予後にも影響を与えるとされる．人工呼吸管理離脱に向け，1日1回の鎮静中止，自発呼吸トライアル，せん妄予防などを経てから抜管となる．そのために，早期離床や体位管理などのリハによる転帰の改善が注目を集めている．

　ARDSの発生頻度は減少している可能性があるが，死亡率は30〜58%と依然として高い．大規模疫学調査による詳細な実態調査は少なく，今後の研究が待たれる．

標準的な評価指標(表1)

❶ ARDS診断基準およびBerlin定義(重症度分類)
推奨グ:A(文献2).診断の特異性向上を目指して,2012年に新たなARDSの診断基準および重症度分類として発表された.診断項目として,酸素化能(PaO_2/FiO_2),発症時期,胸部画像,肺水腫の原因の4つが挙げられる.また,PaO_2/FiO_2およびPEEPレベルにより,3段階の重症度(軽症,中等症,重症)に分類される.

❷ BPS(Behavioral Pain Scale)
推奨グ:B(文献3).ICU入室患者の痛みを評価するためのスケールである.ただし,人工呼吸の有無に関わらず,コミュニケーション不可能な場合に限り推奨される.コミュニケーション可能な患者には,NRS(Numeric Rating Scale)もしくは,VAS(Visual Analogue Scale)の使用が推奨される.痛みに対する介入開始基準として,患者の痛みの存在を示すBPS>5が推奨される.

❸ CPOT(Critical-Care Pain Observation Tool)
推奨グ:B(文献3).ICU入室患者の痛みを評価するためのスケールである.BPSと同様に,人工呼吸の有無に関わらず,コミュニケーション不可能な場合に限り推奨される.痛みに対する介入開始基準として,患者の痛みの存在を示すCPOT>2が推奨される.

❹ RASS(Richmond Agitation-Sedation Scale)(表2)
推奨グ:B(文献3).成人患者の鎮静深度および鎮静の質を評価するうえで,最も有用である.計量心理学的スコア(評価者間信頼性,収束的・弁別的妥当性)が最も高く,検証における被験者数も十分である."浅い鎮静"と"深い鎮静"の定義は明確ではないが,PADガイドラインでは,RASS:0(覚醒して落ち着いている),RASS:−1〜−2(浅い鎮静),RASS:−3〜−5(深い鎮静)とし,目標鎮静度をRASS:−2〜0と推奨している.他にSedation-Agitation Scale(SAS)がある.

❺ CAM-ICU(Confusion Assessment Method for the ICU)
推奨グ:A(文献3).ICU患者に最も妥当性と信頼性のあるせん妄スクリーニングツールである.任意の一時点の状態評価により,せん妄診断を行う.スクリーニングツールの精度として,感度:75.5〜81%,特異度:95.8〜98%であることが確認されている.鎮静深度による影響を受けやすいとされ,RASS:−3の患者には適さないという報告や,RASS:−2,−3の患者はせ

ん妄と誤って判断されやすいなどの報告もある．他に，ICU Delirium Screening Checklist (ICDSC) がある．

❻ MRCスコア (Medical Research Council sum Score)

（文献4, 5）．四肢筋力の評価指標として使用される．ベッドサイドで簡単に行える筋力評価方法であり，上肢3種類（手関節屈曲，肘関節屈曲，肩関節外転），下肢3種類（足関節背屈，膝関節伸展，股関節屈曲）の関節運動を左右実施する．スコア0（筋収縮を認めない）～5（最大抵抗に抗しうる自動運動）で，合計12検査におけるスコアの合計（0～60点）および平均（合計点/12）を求める．その合計点が48点未満，平均点4点未満を適用基準の一つとする．また，握力がMRCスコアと良好な相関関係を示すことから，握力測定値を指標の一つとすることも可能である．

➡ NRS, VAS：167頁参照

表1 推奨される評価の長所・課題

	長所	課題
❶ Berlin定義	・信頼性が高い ・簡便である	・特別な機器や技術を要する
❷ BPS	・信頼性が高い ・簡便である	
❸ CPOT	・信頼性が高い ・簡便である	
❹ RASS	・信頼性が高い ・簡便である	
❺ CAM-ICU	・信頼性が高い ・簡便である	
❻ MRCスコア	・簡便である ・特別な機器や技術を要さない	

表2　RASS (Richmond Agitation-Sedation Scale)

評価方法：①30秒間患者を観察(0〜+4)，②10秒以上アイコンタクトができなければ繰り返す，③動きが見られなければ，肩を揺するか，胸骨を摩擦する．

スコア	状態	説明	刺激
+4	戦闘的	明らかに好戦的な，暴力的な，スタッフに対する差し迫った危機	
+3	非常に興奮	チューブ類またはカテーテル類を自己抜去：攻撃的な	
+2	興奮	頻繁な非意図的な運動，人工呼吸器ファイティング	
+1	落ち着きのない	不安で絶えずそわそわしている，しかし動きは攻撃的でも活発でもない	
0	意識清明な，落ち着いている		
-1	傾眠状態	完全に清明ではないが，呼びかけに10秒以上の開眼およびアイコンタクトで応答する	呼びかけ刺激
-2	軽い鎮静状態	呼びかけに10秒未満のアイコンタクトで応答	呼びかけ刺激
-3	中等度鎮静状態	呼びかけに動きまたは開眼で応答するがアイコンタクトなし	呼びかけ刺激
-4	深い鎮静状態	呼びかけに無反応，しかし，身体刺激で動きまたは開眼	身体刺激
-5	昏睡	呼びかけにも身体刺激にも無反応	身体刺激

臨床での活用　人工呼吸器患者に対する早期リハを実施していくためには，病態の理解および安全性の確保は前提条件であり，呼吸循環動態など全身状態の評価およびモニタリングは必須である．そのなかでも，呼吸数の評価は非常に重要なバイタルサインであるとされる．それに加え，鎮静鎮痛の程度，せん妄の有無，ARDSの後遺症としても高頻度に認めるICU-AW (ICU-acquired weakness) を評価していく必要がある．これらにより，様々な視点から患者像を把握することができ，安全で有益性のある早期リハにつながっていく．評価表などで客観的な評価をしていくことが，患者の全体像の評価にもつながり，さらには今後の理学療法の有用性を示していくうえで重要である．

推奨される治療/介入の方法

❶体位変換(頭高位)
推奨グ：B ，推奨E：Ⅰ （文献3, 6）．人工呼吸器関連肺炎(VAP；ventilator-associated pneumonia)など新たな肺合併症の予防を目的とした呼吸理学療法手技である．人工呼吸器患者を対象に45°の角度で頭部を挙上させて管理することで，仰臥位管理に比べ，肺炎発症率が統計学的な有意差をもって減少したことが，小規模なRCTで報告された．その一方で，人工呼吸器患者の頭高位角度(45度vs.10度)を2群に分けた比較では，人工呼吸器関連肺炎(VAP；ventilator-associated pneumonia)の発生率に有意差を認めなかったと比較的大規模なRCTで報告されている．現時点では，VAPを予防するために有効な頭高位の角度については，結論が出ていないのが現状である．しかし，人工呼吸器患者を仰臥位で管理しないことの重要性に関しては，広く受け入れられている．

❷排痰手技を併用した体位ドレナージ
推奨グ：B ，推奨E：Ⅲ （文献3, 6）．排痰手技を併用した体位ドレナージは，貯留した気道分泌物を肺区域からの排出を促進することを目的とした呼吸理学療法手技である．急性呼吸不全に対する体位ドレナージは，低酸素血症の増悪，心負荷の増大，酸素消費量の増加などの可能性があるとされ，頭低位などの極端な体位ドレナージは推奨できないとされている．

軽打法を併用した体位ドレナージの有効性については不明であり，軽打法による疼痛や重症不整脈などの合併症が発生する可能性が高く，推奨できないとされている．

❸腹臥位療法
推奨グ：2C （文献3, 6）．中等症および重症の成人ARDS患者に対する腹臥位管理が推奨される．腹臥位管理により，酸素化や血行動態の改善，人工呼吸器関連の肺合併症予防などの効果が期待されるなど，ARDSに対する治療として有効な可能性がある．多くのRCTやメタアナリシスによる報告がされているが，結果は一貫しておらず，今後も議論の余地がある．また，RCTの多くは8時間以上など長時間の腹臥位管理をした際の検討であり，通常以上のモニタリングが必要となる．腹臥位の実施には，熟練したスタッフが必要である．理学療法介入中などの短時間介入のみでは十分な効果が得られない可能性もあるが，施設ごとの状況を確認しながら実施していくのが実情である．

❹早期離床

推奨グ：B（文献6, 7）．早期離床として，人工呼吸管理中からの座位，車椅子移乗，立位，歩行と段階的なリハが推奨される．早期リハ介入を安全かつ効果的に進めるためには，理学療法士，作業療法士の積極的関与が必要である．人工呼吸管理中の早期から介入していくことで，人工呼吸装着期間や入院日数の短縮，退院時および退院後のADL自立割合が増加するなどが報告されている．その一方で，早期離床に対する有用性を示さない報告もあり，介入時期や頻度，強度などに関しては標準化されたものはなく，今後もさらなる議論が必要である．

また，最近の新たな介入方法として，神経電気刺激（NEMS），ベッドサイドエルゴメーター，テレビゲームを用いた報告もされており，今後さらに研究が発展する可能性がある．

❺プロトコール化された人工呼吸器離脱トライアル

推奨グ：2D（文献6）．わが国のARDS診療ガイドラインにおいて，プロトコール化された人工呼吸器離脱を行うことが推奨されている．プロトコール化された人工呼吸器離脱により，人工呼吸器装着期間が短縮したとメタアナリシスにおけるサブ解析で報告されている．しかし，成人ARDS患者のみを対象にしているプロトコール化された人工呼吸器離脱の有用性が検討されている報告

> **臨床での活用**　早期離床および早期からの運動により，人工呼吸器装着期間やICU在室日数を短縮させることは，多くの研究により報告されている．しかし，ICU-AWやICU-ADの予防および回復を促進させるというエビデンスに関しては不充分であり，今後さらに質の高い研究が必要である．
>
> 　早期離床はきちんとしたモニタリング管理を行えば，安全に行えるとされている．しかし，早期離床の定義や導入基準・中止基準に関して，明確な根拠がないのが現状である．2016年にわが国における初めてのICUにおける早期リハビリテーションのエキスパートコンセンサスが日本集中治療学会より発表された．離床基準や中止基準に関しては，今後さらなる検証が必要ではあるが，是非一読し自施設にも取り入れていくことを推奨する．また，今後は患者に対する治療アプローチは前提であるが，終末期への対応も含めた患者家族へのケアも考慮しながらアプローチしていく視点をもつことが重要になってくる．

はないのが現状である．今後の課題として，ARDS患者を対象とした研究が必要である．また，離脱プロトコールが適さないサブグループを明らかにしていく必要がある．

文献

1) 石川　朗，沖　侑大郎：急性呼吸不全．EBPT第2版，2015，pp268-282.
2) 日本呼吸器学会，日本呼吸療法医学会，日本集中治療医学会 ARDS診療ガイドライン作成委員会：ARDS診療ガイドライン2016，総合医学社，2016.
3) 日本集中治療医学会J-PADガイドライン作成委員会．日本版・集中治療室における成人重症患者に対する痛み・不穏・せん妄管理のための臨床ガイドライン．日集中医誌 21：539-579，2014.
4) Hashem MD, Parker AM, Needham DM. Early mobilization and rehabilitation of patients who are critically Ⅲ. *Chest* 150：722-731, 2016.
5) Kress JP, Hall JB. ICU-Acquired Weakness and recovery from critical illness. *N Engl J Med* 370：1626-1635, 2014.
6) 日本集中治療医学会，日本クリティカルケア看護学会，日本呼吸療法医学会．人工呼吸器離脱に関する3学会合同プロトコール，2015.
7) 日本集中治療医学会 早期リハビリテーション検討委員会．集中治療室における早期リハビリテーション―早期離床やベッドサイドからの積極的運動に関する根拠に基づくエキスパートコンセンサス―，2016.
8) Hashem MD, et al：Early Mobilization and Rehabilitation in the ICU：Moving Back to the Future. *Respir Care* 61：971-979, 2016.

（沖　侑大郎，石川　朗）

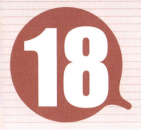

慢性呼吸不全

> 評価，治療／介入のエッセンス

Q1　標準的な評価指標には何がありますか？

A　修正MRC息切れスケールやスパイロメトリー，6分間歩行距離が推奨される．最近では疾患特異的なHRQOL評価であるCATや身体活動量評価が用いられている．

Q2　推奨される治療／介入には何がありますか？

A　運動療法（持久力および筋力トレーニング），患者教育が強く推奨される．その他患者の状態に応じて，呼吸練習や気道クリアランスが用いられる．なお，行わないことが強く推奨される事項はない．

> 疾 患 概 要

　呼吸不全は，「原因の如何を問わず動脈血ガス値が異常な値を示し，そのために生体が正常な機能を営み得なくなった状態」と定義され，室内空気呼吸時の動脈血酸素分圧が60mmHg以下となる呼吸障害，またはそれに相当する異常状態を基準とする[1]．また，動脈血二酸化炭素分圧が45mmHg未満をⅠ型呼吸不全，45mmHg以上をⅡ型呼吸不全と分類し，呼吸不全の状態が少なくとも1カ月以上持続する状態を「慢性呼吸不全」としている．慢性呼吸不全は，慢性閉塞性肺疾患（COPD；chronic obstructive pulmonary disease），間質性肺炎，気管支拡張症，肺結核後遺症などの慢性肺疾患に加え，神経・筋や胸郭の障害，運動発達障害などでも生じうる．呼吸困難は換気およびガス交換の障害に伴う症状であり，それによって患者は活動を避けるようになる．日常的に呼吸困難が生じる動作を避けるようになると運動不足の状態（deconditioning）へ陥っていく．Deconditioningとなった骨格筋は乳酸の蓄積に起因する異常な換気亢進や呼吸困難を引き起こし，さらに活動性が低下していくといった悪循環を生じて障害をより重篤化させる．

標準的な評価指標(表1)

❶修正MRC (modified Medical Research Council)息切れスケール(表2)

推奨グ：A（文献2, 3）．呼吸困難が日常生活に及ぼす影響をグレード0～4の5段階で問診する呼吸困難の間接的な評価であり，数値が大きいほど重症となる．簡便で呼吸リハビリテーションの効果判定などに広く用いられるが，重症例では弁別性に乏しいことが指摘されている．

❷スパイロメトリー

推奨グ：A（文献2, 3）．疾患の診断基準として用いられ，換気障害を閉塞性，拘束性，混合性に大別する．％1秒量(% FEV_1；% predicted forced expiratory volume in one second)はCOPDの閉塞性換気障害の病期分類に用いられる．

❸CAT (COPD Assessment Test)

推奨グ：C（文献4）．COPD患者の症状や日常生活に関する8つの質問を，0～5点で評価するアンケート式の疾患特異的健康関連QOL (HRQOL；Health-related quality of life)評価であり，数値が大きいほど重症となる．CATは簡便かつ短時間で実施可能であり，急性増悪や呼吸リハビリテーショ

表1 推奨される評価の長所・課題

	長所	課題
❶修正MRC息切れスケール	・簡便である ・普及している ・特別な機器や技術を要しない	・信頼性が不明
❷スパイロメトリー	・信頼性が高い ・普及している	・繁雑である ・特別な機器や技術を要する
❸CAT	・信頼性が高い ・簡便である ・普及している ・版権の使用申請は不要	
❹身体活動量評価	・簡便である ・普及している	・信頼性が不明 ・特別な機器や技術を要する

ンの反応性が鋭敏なため臨床での有用性は高い．

❹身体活動量評価

推奨グ：C （文献3, 5）．ガイドラインではCOPDの管理目標として「運動耐容能と身体活動性の向上および維持」と明記され，身体活動量の評価は重要視されている[3]．COPD患者の予後規定因子とされている呼吸機能や栄養状態，運動耐容能，HRQOLと比較しても，身体活動量が最も生命予後と関連し，高い活動性を維持している患者の生命予後が良好であることが示された．評価方法として簡易的な歩数計などと，高価であるものの活動強度などを詳細に評価可能な加速度計や代謝モニターなどがある．

➡ 6分間歩行距離：77頁参照

表2　修正MRC息切れスケール

グレード0	激しい運動をしたときだけ息切れがある
グレード1	平坦な道を早足で歩く，あるいは緩やかな上り坂を歩くときに息切れがある
グレード2	息切れがあるので，同年代の人より平坦な道を歩くのが遅い，あるいは平坦な道を自分のペースで歩いているとき，息切れのために立ち止まることがある
グレード3	平坦な道を約100m，あるいは数分歩くと息切れのために立ち止まる
グレード4	息切れがひどく家から出られない，あるいは衣服の着替えをするときにも息切れがある

臨床での活用　『呼吸リハビリテーションマニュアル－運動療法，第2版』では，「必須の評価」，「行うことが望ましい評価」，「可能であれば行う評価」と，各評価項目を大別した[2]．修正MRC息切れスケールやスパイロメトリーは「必須の評価」に位置付けられ，その他にフィジカルアセスメントや胸部X線写真，心電図，経皮的酸素飽和度，6分間歩行試験，握力なども必須とされており，それぞれの結果を充分に加味して総合的に判断する必要がある．

推奨される治療/介入の方法

❶呼吸練習
推奨グ：C, 推奨E：4a（文献6, 7, 8）．安定期のCOPD患者の呼吸練習には主として横隔膜呼吸と口すぼめ呼吸が適用され，呼吸仕事量の軽減や換気効率の改善，呼吸困難の軽減，動作能力の向上などを目的とする．呼吸練習の有効性については未だ不明な点が多く，横隔膜呼吸は中等度から重度のCOPD患者では適応にならない場合もあり，充分な評価・観察が必要である．一方，口すぼめ呼吸やゆっくりとした呼吸パターンのコントロールは換気効率の改善とともに，末梢気道の虚脱を防ぎ動的肺過膨張を防止する可能性があり，COPD患者への口すぼめ呼吸の適用が支持されている．

❷気道クリアランス
推奨グ：B, 推奨E：1（文献8, 9）．1日25mL以上の喀痰を認める患者において，排痰の管理が病態のうえで重要と考えられる場合に限って適応がある．咳嗽と強制呼出手技はすべての手技に共通して用いるべき重要な補助手技に位置づけられ，体位ドレナージやアクティブサイクル呼吸法（ACBT：active cycle of breathing techniques），自律性ドレナージ，呼気陽圧などの併用は気道クリアランスを有意に改善する．わが国独自の手技である呼気時に胸壁を圧迫する手技（呼吸介助やスクイージング）は局所の換気促進や自覚症状の軽減を図り，排痰を促す可能性があるが，そのエビデンスは乏しい．

❸持久力トレーニング
推奨グ：A, 推奨E：1（文献2）．患者評価に基づいた適切な運動処方として，実施頻度（frequency），強度（intensity），継続時間（time），種類（type）のFITTを明確にすべきである．生理学的効果を得るためには，高強度の負荷で週3回，6〜8週間のトレーニングが必要である．持久力トレーニングは主として一定負荷トレーニングを用い，その設定には高強度負荷と低強度負荷がある（表3）．生理学的な効果が大きな高強度負荷が一般的に推奨されている．その適用が困難な症例には低強度負荷とせざるを得ないものの，その臨床効果も認められており，より重症例にはインターバルトレーニングも有用である．

❹筋力トレーニング
推奨グ：A, 推奨E：1（文献2）．Deconditioningによる廃用性筋力低下を呈する患者に対し，筋力トレーニング（レジスタンストレーニング）と筋持久力トレーニングの併用効果は特に高く，筋力トレーニングは必須の手段とし

て取り入れるべきである．下肢は歩行に重要な大腿四頭筋を中心とした筋群の強化が重要とされ，最近では上肢筋力のトレーニングもプログラムに追加することが推奨されている．筋量の増加やエネルギー効率の改善といった骨格筋の機能改善により，筋活動時の乳酸産生を抑制することによって病的な換気亢進を抑制し，運動耐容能の向上や呼吸困難の軽減が得られる．

❺患者教育

推奨グ：A （文献2）．教育指導は呼吸リハビリテーションに不可欠な構成要素であり，病態の理解や治療・自己管理の方法論など多岐にわたる．また自己管理能力の向上として，急性増悪の予防やアクションプランなどに関する教育を行う必要性は高い．

表3 高強度負荷と低強度負荷の特徴[2]

負荷の強さ	高強度負荷(high intensity)	低強度負荷(low intensity)
定義	患者個々の$\dot{V}O_2$ peakに対して60〜80％の負荷	患者個々の$\dot{V}O_2$ peakに対して40〜60％の負荷
利点	同一運動刺激に対して高い運動能力の改善がみられ，生理学的効果は高い	在宅で継続しやすい 抑うつや不安感の改善効果は大きい リスクが少ない アドヒアランスが維持されやすい
欠点	すべての患者に施行は困難（特に重症例） リスクが高いため，付き添い，監視が必要 患者のアドヒアランス低下	運動能力の改善が少ない 運動効果の発現に長期間を要する
適応	モチベーションが高い症例 肺性心，重症不整脈，器質的心疾患などがないこと 運動時にSpO_2が90％以上であること	高度な呼吸困難例 肺性心合併例 後期高齢者(85歳以上)

> **臨床での活用**
>
> 安定期のCOPD患者の運動療法において，呼吸困難軽減や運動強度を高めるための補助的手段として，短時間作用性気管支拡張薬の事前投与（アシストユース）や酸素療法，非侵襲的陽圧換気，栄養療法など，患者個々の状態や条件などに応じて適用を考慮するとともに，それぞれの手段の利点と欠点を充分に認識して提供する必要がある．
>
> また呼吸リハは，COPD以外の慢性呼吸器疾患患者においても有用であり，わが国ではCOPDに加え，間質性肺炎，気管支喘息，気管支拡張症，肺結核後遺症，神経筋疾患，術前・術後の患者，気管切開下の患者への呼吸リハも推奨され，米国・欧州のステートメントでは，肺高血圧，肺がんにおいても有効性が示されている．ただし多くのエビデンスはCOPDを中心に示されており，他疾患において共通する部分と，疾患の特異性に応じて考慮すべき部分があり，それらを充分に検討して提供することが重要である．

文献

1) 厚生省特定疾患「呼吸不全」調査研究班編：呼吸不全―診断と診療のためのガイドライン，メディカルレビュー社，1996．
2) 日本呼吸ケア・リハビリテーション学会呼吸リハビリテーション委員会ワーキンググループ，日本リハビリテーション医学会呼吸リハビリテーションガイドライン策定委員会，日本呼吸器学会呼吸管理学術部会，日本理学療法士協会呼吸理学療法診療ガイドライン作成委員会編：呼吸リハビリテーションマニュアル―運動療法，第2版，照林社，2012．
3) 日本呼吸器学会COPDガイドライン第4版作成委員会編：COPD（慢性閉塞性肺疾患）診断と治療のためのガイドライン，第4版，メディカルレビュー社，2013．
4) Karloh M et al：The COPD Assessment Test：What Do We Know So Far？：A Systematic Review and Meta-Analysis About Clinical Outcomes Prediction and Classification of Patients Into GOLD Stages. *Chest* 149：413-425, 2016.
5) Spruit MA et al：An Official American Thoracic Society/European Respiratory Society Statement：Key Concepts and Advances in Pulmonary Rehabilitation. *Am J Respir Crit Care Med* 188：13-64, 2013.
6) Rabe KF et al：Global Initiative for Chronic Obstructive Lung Disease. Global strategy for the diagnosis, management, and prevention of chronic obstructive pulmonary disease：GOLD executive summary. *Am J Respir Crit Care Med* 176(6)：532-555, 2007.
7) Ries AL et al：Pulmonary Rehabilitation：Joint ACCP/AACVPR Evidence-Based Clinical Practice Guidelines. *Chest* 131 (5Suppl)：4S-42S, 2007.
8) 理学療法診療ガイドライン部会：理学療法診療ガイドライン第1版（2011），日本理学療法士協会，慢性閉塞性肺疾患（COPD）；pp957-992．2011．
9) McCool FD, Rosen MJ：Nonpharmacologic airway clearance therapies：ACCP evidence-based clinical practice guidelines. *Chest* 129 (1Suppl)：250S-259S, 2006.

（角野　直，神津　玲）

19 糖尿病

評価，治療/介入のエッセンス

Q1 標準的な評価指標には何がありますか？

 血糖コントロールの指標としてヘモグロビンA1c (HbA1c ; hemoglobin A1c) が推奨される．

Q2 推奨される治療/介入には何がありますか？

 有酸素運動とレジスタンス運動を組み合わせた運動が推奨される．また，運動療法を継続して行うためにチーム医療によって患者教育や生活習慣の改善を図ることが推奨される．なお，行わないことが強く推奨される事項はない．

疾患概要

　糖尿病とは，インスリン作用不足（インスリン分泌不全，インスリン抵抗性）に基づく慢性高血糖状態を主徴とする代謝疾患群である．1型糖尿病，2型糖尿病，特定の機序・疾患に伴うその他の糖尿病，妊娠糖尿病に分類され，1型糖尿病はインスリンを合成・分泌する膵β細胞の破壊・消失によるインスリン作用不足が原因で発症する．2型糖尿病はインスリン分泌低下やインスリン抵抗性をきたす素因因子を含む複数の遺伝因子に過食や運動不足，肥満などの環境因子が加わって発症し，糖尿病の90％以上を占める．妊娠糖尿病は，「妊娠中に初めて発見または発症した糖尿病に至っていない糖代謝異常」である．「平成24年国民健康・栄養調査の概要」では，糖尿病が強く疑われる者が約950万人，糖尿病の可能性を否定できない者が約1,100万人と推計された．

　2型糖尿病の治療は，食事療法と運動療法が基本療法として実施され，HbA1cや血糖値などの代謝指標を観察し，血糖コントロール目標が達成されない場合に薬物療法が行われる．1型糖尿病が疑われる場合には，直ちにインスリン治療を開始する．

　高血糖の一般症状には口渇・多飲・多尿・体重減少・疲労感などがあり，慢性高血糖状態を放置すれば網膜症や腎症，神経障害の三大合併症および糖尿病大血管障害が促進され心筋梗塞や脳梗塞，末梢動脈疾患，壊疽などを生じる．

標準的な評価指標(表1)

❶血糖コントロールの評価
推奨グ：A (文献1〜4). 血糖コントロールが良好なほど細小血管症や大血管症の発症・進展のリスクが減少することが明らかである．HbA1cは血糖コントロール状態の指標となっており，「血糖の正常化を目指す際の目標」が6.0％未満，「合併症予防のための目標」が7.0％未満，低血糖などの副作用が発生し「治療強化が困難な際の目標」が8.0％未満とされている．

❷運動耐容能の評価
推奨グ：A (文献1〜4). 運動耐容能は運動強度設定の指標となる．Borgの自覚的運動強度(RPE；rating of perceived exertion)(表2)は，酸素摂取量と正の相関があり，運動中に「楽である：11」，「ややきつい：13」などの自覚的な運動強度を聴き取り，最適な運動強度での運動プログラム立案に利用する．その他の評価として自転車エルゴメータやトレッドミルでの運動時に心拍数や呼気ガス分析，乳酸測定を行う方法があるが，呼気ガス分析は測定機器が高額であるため一般的でない．

❸活動量の評価
推奨グ：A (文献1〜4). 歩数計によって歩数管理することで活動量の把握と運動習慣の維持を図る指標になる．生活活動調査ではエネルギー消費量(kcal/kg/min)×体重×活動時間×補正係数で1日のエネルギー消費量を求めることができ，食事による摂取エネルギー量と比較することで食事と運動療

表1 推奨される評価の長所・課題

	長所	課題
❶血糖コントロールの評価	・信頼性が高い ・普及している	・血液検査が必要
❷自覚的運動強度(RPE)の評価	・簡便である	・あまり普及していない
❸活動量の評価	・簡便である	・あまり普及していない
❹筋力・筋萎縮の評価	・簡便である ・普及している	・数値化には特別な機器や技術を要する
❺行動評価	・簡便である	・あまり普及していない

表2　自覚的運動強度（RPE）

RPE点数	強度の感じ方	その他の感覚
20		
19	最高にきつい	身体全体が苦しい
18		
17	非常にきつい	無理，100％と差がないと感じる
16		若干言葉が出る，息が詰まる
15	きつい	続かない，やめたい，喉が乾く
14		頑張るのみ
13	ややきつい	どこまで続くか不安，緊張
12		汗びっしょり
11	楽である	いつまでも続く，充実感，汗が出る
10		
9	かなり楽である	汗が出るか出ないか，フォームが気になる
8		
7	非常に楽である	楽しく気持ちよいが物足りない
6		
5	最高に楽である	動いたほうが楽，まるで物足りない

法の相乗効果を図る．その他の身体活動量評価には，運動習慣記録計，心拍モニター法，質問紙法，行動観察法，汎地球測位システム（GPS；global positioning system）の利用等がある．

❹筋力・筋萎縮の評価

推奨グ：A （文献1〜3）．糖尿病では神経障害の症状として身体の末梢側（大腿よりも下腿，下腿よりも足部）での筋力が低下していることがあり，糖尿病神経障害の進展に伴って筋力の低下が顕著となる．また，2型糖尿病患者における下肢筋力とインスリン抵抗性の間には負の相関関係が認められるため筋力評価が必要である．

❺TTMによる行動評価

推奨グ：A（文献1〜3）．行動評価として糖尿病に関する知識，自己効力感，心理面，自己管理能力，身体活動量などを聴き取り，運動療法の継続や活動量増加のための介入に役立てる．多理論統合モデル（TTM：transtheoretical model）では，前熟考期・熟考期・準備期・行動期・維持期の5つの行動変容ステージに分け認知行動学的手法で評価する．

➡ 筋力低下：134頁，関節可動低下：127頁，歩行能力低下：154頁参照．

> **臨床での活用**　糖尿病の進行に伴い合併症を発症するため，合併症の種類と程度を把握して安全で有効な運動療法を行う．
> 「網膜症」は，①正常，②単純網膜症，③増殖前網膜症，④増殖網膜症の4期に分類され，増殖前網膜症や増殖網膜症では運動強度の制限が必要である．
> 「腎症」は，微量アルブミン尿（30〜300 mg/日）の検出によって早期腎症期（第2期）と診断され，進行に伴い顕性腎症期（第3期），腎不全期（第4期），透析療法期（第5期）に分類される．第3期以降は運動強度の制限が必要である．
> 「糖尿病神経障害」は，アキレス腱反射，振動覚，自覚症状を主に判定する「糖尿病性多発神経障害の簡易診断基準」[5]が推奨されている．神経障害によって筋力低下や筋量の減少が出現するため，筋による糖の消費やインスリン抵抗性の増悪だけでなく日常生活動作の不都合をきたす．また，足部の感覚障害に加えて足関節や足趾のROM制限によって，足底にかかる圧力が変化し足底皮膚の障害が生じることがあるため神経障害に関連する評価が必要である．

推奨される治療/介入の方法

糖尿病治療の基本は，運動療法，食事療法，薬物療法である．

❶有酸素運動

- 2型糖尿病： 推奨グ：A ， 推奨E：1 （文献1〜3）．
- 1型糖尿病： 推奨グ：B ， 推奨E：3 （文献1〜3）．

　有酸素運動の運動強度は中等度とされており最大酸素摂取量の40〜60％，自覚的運度強度（表2）では「楽である」または「ややきつい」と感じる程度，心拍数では安静時から最大心拍数に至るまでの50〜70％とされている．しかし，糖尿病神経障害をもつ患者や高齢者は，心拍数の変動が少ないために心拍数を指標とした運動強度の設定が危険になる場合がある．運動時間は1回20〜60分とし前後に準備運動と整理運動を加え1日に1〜3回を週に3〜5日または週に150分以上の運動が推奨されている．日常生活のなかで運動可能な時間に行うことが勧められているが，食後1〜2時間に行うと食後高血糖の是正効果がある．

❷レジスタンス運動

- 2型糖尿病： 推奨グ：A ， 推奨E：1 （文献1〜3）．
- 1型糖尿病： 推奨グ：B ， 推奨E：3 （文献1〜3）．

　レジスタンス運動は，筋に対して抵抗を加えた複数種類の運動を10〜15回を1セットとして繰り返し行い，徐々にセット数を増やし週に2〜3日行うことが推奨されている．レジスタンス運動によって筋力や筋量を増加させるとともにインスリン抵抗性が改善し血糖コントロールを改善させる．しかし，高強度のレジスタンス運動は虚血性疾患などの合併症患者では不適切であり，高齢者においても運動負荷強度の配慮が必要である．

❸糖尿病足病変に対する理学療法

推奨グ：A ， 推奨E：2 （文献1〜3）．足部を定期的に観察し足関節・足趾の関節可動域改善，皮膚温を維持することは足部潰瘍や切断の予防に有効である．足関節・足趾可動域改善運動を週2回10週間実施することによって，足病変のリスクをもつ糖尿病患者の関節可動域を正常まで改善させたとする報告がある．

❹生活習慣改善

推奨グ：A ， 推奨E：2 （文献1〜3）．生活習慣改善とセルフケア行動の継続を目的とした指導プログラムは有効であり，セルフケア行動には運動療法，

食事療法，心理的ストレス管理，服薬，モニタリング，病状管理が含まれている．特に，セルフモニタリングは自己管理に役立ち，具体的なものとして身体活動，血糖自己測定，体重，食事，血圧の記録がある．TTMに基づいた身体活動プログラムでは，身体活動量の増加や空腹時血糖値とHbA1cの改善効果が期待できる．

❺患者教育

推奨グ：A　推奨E：2（文献1〜2）．患者教育は，治療を安全かつ効率的に実施するために患者が正しい知識をもち自己管理に必要な技術を習得し，主体的に運動療法に取り組むために必要である．患者個人の生活習慣を理解し，運動療法が生活の場で実践できるように生活習慣の改善を図ることが治療を継続させるうえで不可欠である．30〜90分の個別教育が2〜10回実施された場合，3〜8時間の集団教育が実施された場合のいずれも身体活動量の増加，血糖コントロールの改善，体重増加の防止効果があったと報告されており，個別教育と集団教育を組み合わせた介入についても同様の効果が得られている．

臨床での活用

糖尿病治療では，病態にあわせて血糖コントロールと生活の質（QOL）の改善を目的とした理学療法が必要であり，運動プログラムとして有酸素運動とレジスタンス運動を組み合わせた運動によってHbA1c改善の有効性が高まるとする報告がある．

2型糖尿病患者に対する運動療法は，血糖コントロールの改善，インスリン抵抗性の改善，脂質代謝の改善，血圧低下，心肺機能の改善，肥満の改善，自律神経機能の改善，抗炎症効果がある．また，耐糖能異常患者に対する運動療法を含む生活習慣改善プログラムによって2型糖尿病の発症率の低下が報告されている．

1型糖尿病患者では運動療法の長期的な血糖コントロール効果は不明とされているが，運動により血糖値が改善し心血管疾患の発症リスクが減少すると同時に生活の質を高めるなどの効果が期待されている．

合併症のある糖尿病患者においては，神経障害・網膜症・腎症などの慢性合併症，心血管疾患の有無や程度，整形外科疾患などを事前に評価し，合併症の進行にあわせた運動強度の制限が必要である．足関節・足趾の可動域改善運動は足病変の予防に効果があり，バランス向上トレーニングは糖尿病神経障害によるバランス機能の改善のために有効である．

❻チーム医療

[推奨グ：A]，[推奨E：1]（文献1〜3）．チーム医療では専門職が役割分担し療養指導に対して責任をもち，治療の各論に対して具体的な指導を依頼する．多職種連携で大切なことは，情報を共有し個々の治療方針や治療方法，評価結果に対して統一見解をもつことである．専門家チームによる治療介入によって，HbA1cの改善や体重調整，知識・意欲の改善，身体活動量が増加したという報告がある．

文献

1) 片田圭一：糖尿病．EBPT第2版，2015，pp301-315．
2) 理学療法診療ガイドライン部会：理学療法診療ガイドライン第1版(2011)，日本理学療法士協会，糖尿病；pp732-854，2011．
3) 日本糖尿病学会編：糖尿病診療ガイドライン2016，南江堂，2016．
4) 日本糖尿病学会編・著：糖尿病治療ガイド2016-2017，文光堂，2016．
5) 糖尿病性神経障害を考える会：糖尿病性多発神経障害の簡易診断基準．末梢神経 14：225，2003．

（片田圭一）

20 虚弱高齢者

評価，治療/介入のエッセンス

標準的な評価指標には何がありますか？

虚弱高齢者は，身体的，精神的，社会的虚弱を包括して評価されるが，わが国では，介護予防事業において基本チェックリストが推奨される．また，「サルコペニア」研究から派生したワーキンググループでは，握力，歩行速度など，生理的，機能的変数も虚弱高齢者の指標として用いられている．

推奨される治療/介入には何がありますか？

運動器の機能低下に対しては運動療法が有効で，尿失禁予防に対しては骨盤底筋体操が推奨される．老年症候群は"症候群"であり個別のアプローチでは不充分という考えから，厚生労働省のマニュアルでは，運動器，低栄養，口腔機能の向上を図りつつ参加を促す複合プログラムも用いられている．なお，行わないことが強く推奨される事項はない．

疾患概要

虚弱高齢者は，健常と要支援，要医療者の中間に属する障害像として再定義されている．老年症候群，二次予防事業対象者，フレイル，サルコペニアなどいくつかの虚弱高齢者を示す用語が存在している．

65歳以上が要介護状態に陥った原因を虚弱高齢者の特徴に外挿すると，2013（平成25）年度の要介護の原因は，脳血管疾患（18.5％）に続いて認知症（15.8％），高齢による衰弱（13.4％），転倒・骨折（11.8％），関節疾患（10.9％）など，疾病というよりは加齢に伴う明確な身体機能，精神機能の低下が並ぶ．すなわち，虚弱高齢者は加齢に伴う生活の不具合（老年症候群）を特徴としている．

「フレイル」は，加齢に伴い機能変化や予備能力低下により健康障害に対する脆弱性が増加した状態で，身体的，精神・心理的，社会的側面の多面的要素を含むとされている．また，特に，筋肉量と筋肉機能（筋力または身体能力）の両方が低下した状態は「サルコペニア」と定義されている．

標準的な評価指標(表1)

❶基本チェックリスト

推奨グ：A （文献2）．2006年の介護保険法改正の際に厚生労働省により導入された25項目の質問からなる二次予防事業対象者のスクリーニングツールである(表2)．1〜20のうち10項目以上該当する場合に生活機能，6〜10のうち3項目以上該当する場合に運動，11,12の両方に該当する場合に栄養，13〜15のうち2項目以上該当で口腔機能のリスクがそれぞれ判定される．16,17は閉じこもり，18〜20は認知機能，21〜25はうつに関する質問項目である．要介護認定発生に対する予測妥当性も検証されている(文献3)．

フレイルの評価指標には，FriedらのCHS基準，すなわち，体重減少，筋力低下，疲労感，歩行速度低下，身体活動低下の5項目のうち3つ以上に該当する場合をフレイル，1〜2項目該当する場合をプレ・フレイルと定義するものがあるが(文献4)，これを予測するための基本チェックリストの該当数のカットオフ値は，フレイルで7と8の間，プレ・フレイルで3と4の間である(文献5)．

❷老研式活動能力指標

推奨グ：A （文献1）．Lawtonの高齢者の能力分類をもとに，手段的自立，知的能動性(状況対応)，社会的役割といった高次の能力を測定するために開発された指標である「はい」を1点とし，その合計点数で判断する．この指標に正常と虚弱を隔てるカットオフ値は定められていないが，地域在住高齢者を対象とした調査では，10点未満が機能低下を疑われ，2点以上の変動は，誤差の範囲ではなく対象の状態像の変化を表す特異的な変動であるとしている．さらに

表1　推奨される評価の長所・課題

	長所	課題
❶基本チェックリスト	・簡便である ・普及している	・客観的測定が含まれていない
❷老研式活動能力指標	・簡便である	・客観的測定が含まれていない
❸歩行速度	・特別な機器や技術を要しない ・客観的指標である	・場所の広さによって11mの歩行路を確保できない場合がある

表2 基本チェックリスト(文献2)

No.	質問項目	回答(いずれかに○をお付け下さい)	
1	バスや電車で1人で外出していますか	0. はい	1. いいえ
2	日用品の買い物をしていますか	0. はい	1. いいえ
3	預貯金の出し入れをしていますか	0. はい	1. いいえ
4	友人の家を訪ねていますか	0. はい	1. いいえ
5	家族や友人の相談にのっていますか	0. はい	1. いいえ
6	階段を手すりや壁をつたわらずに昇っていますか	0. はい	1. いいえ
7	椅子に座った状態から何もつかまらずに立ち上がっていますか	0. はい	1. いいえ
8	15分位続けて歩いていますか	0. はい	1. いいえ
9	この1年間に転んだことがありますか	1. はい	0. いいえ
10	転倒に対する不安は大きいですか	1. はい	0. いいえ
11	6カ月間で2～3kg以上の体重減少がありましたか	1. はい	0. いいえ
12	身長　　cm　体重　　kg　(BMI＝　　)(注)		
13	半年前に比べて固いものが食べにくくなりましたか	1. はい	0. いいえ
14	お茶や汁物等でむせることがありますか	1. はい	0. いいえ
15	口の渇きが気になりますか	1. はい	0. いいえ
16	週に1回以上は外出していますか	0. はい	1. いいえ
17	昨年と比べて外出の回数が減っていますか	1. はい	0. いいえ
18	周りの人から「いつも同じ事を聞く」などの物忘れがあると言われますか	1. はい	0. いいえ
19	自分で電話番号を調べて、電話をかけることをしていますか	0. はい	1. いいえ
20	今日が何月何日かわからない時がありますか	1. はい	0. いいえ
21	(ここ2週間)毎日の生活に充実感がない	1. はい	0. いいえ
22	(ここ2週間)これまで楽しんでやれていたことが楽しめなくなった	1. はい	0. いいえ
23	(ここ2週間)以前は楽にできていたことが今ではおっくうに感じられる	1. はい	0. いいえ
24	(ここ2週間)自分が役に立つ人間だと思えない	1. はい	0. いいえ
25	(ここ2週間)わけもなく疲れたような感じがする	1. はい	0. いいえ

グループ分け：
- 1〜20: 10項目以上に該当
- 6〜10: 運動 3項目以上に該当
- 11〜12: 栄養 2項目に該当
- 13〜15: 口腔 2項目以上に該当
- 16〜17: 閉じこもり
- 18〜20: 認知機能
- 21〜25: うつ

注) BMI＝体重(kg)÷身長(m)÷身長(m)が18.5未満に該当とする。

複雑な高次の活動能力を測定するために，近年JST版活動能力指標が開発された．

❸歩行速度

推奨グ：A（文献1）．最大歩行速度が1分間に80m未満であるものを虚弱高齢者と定義する．加齢に伴う能力低下はその変化が緩やかであることから自覚しにくく，また自覚したとしてもその帰結が重篤でないことから無視されがちであり，主観的な指標に加えて，客観的な指標をあわせて定義すべきである．長期縦断研究においても，最大歩行速度が速いものの中からは，手段的日常生活動作(IADL)障害の発症はほとんどみられず，遅いものから障害が多く発症することが確認されている．

サルコペニアの診断には，筋肉量の低下に加え，筋力または身体能力の低下が認められることが必要である．筋力の指標としては握力，身体能力の指標としては通常歩行速度（1.0m/秒未満）が用いられる（文献6）．

➡ **筋力低下**：134頁，**歩行能力低下**：154頁参照．

臨床での活用 虚弱高齢者は症状が明確な疾病ではなく，致命的ではないため能力低下を自覚しにくい．歩行速度以外にも，握力，開眼片足立ちなどの体力測定や，反復唾液嚥下テスト（RSST），オーラルディアドコキネシスなどの口腔機能測定といった客観的測定を活用するとよい．

また，自分の親指と人指し指でつくった輪っかで，下腿の最も太い部分を囲む「指輪っかテスト」のような簡易テストによっても，自分のサルコペニアの危険度をチェックすることができ，気づきを促すのに有効である．「囲めない」に比べて，「ちょうど囲める」では2倍，「隙間ができる」では約4倍，サルコペニアの新規発症危険度が高い．

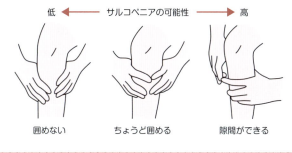

低 ←── サルコペニアの可能性 ──→ 高

囲めない　　ちょうど囲める　　隙間ができる

推奨される治療／介入の方法

❶包括的高齢者運動トレーニング

推奨グ：A，**推奨E：1**（文献1）．介入期間をコンディショニング期，筋力増強期，機能的トレーニング期の3期間に分け，徐々に必要な能力を開発していく．それぞれの期間は1カ月とし，週2回，各期8回で進め，基本的には集団でのウォーミングアップ体操，主に体幹の固定性を意識した運動，マシンによるトレーニング，応用動作による機能性向上とクーリングダウンからなる運動を提供する．

❷尿失禁予防トレーニング

推奨グ：A，**推奨E：1**（文献1）．腹圧性尿失禁に対しては，骨盤底筋トレーニングが効果的である．骨盤底筋体操は，骨盤底筋をイメージしながら行い，リラックスするために，息を吸うことより吐くことを意識した呼吸を行う．まず肛門を締め，締めたまま尿道を締め，緩める動作を繰り返すが，骨盤底筋の収縮は，速く強く締める方法と，ゆっくり長く締める（5秒程度）方法の2つを併用して行う．1セットは10回前後，1日50回を目安とする．さらに，骨盤底筋の支持を補助する腹部の筋力の向上と，総合的身体機能を向上させるための運動プログラムを組み合わせて実施することも尿失禁を予防・改善する効果がある．

❸膝痛対策プログラム

推奨グ：A，**推奨E：1**（文献2）．膝痛対策プログラムでは，まず，膝関節を緩やかに動かすことによって関節液の循環を図る運動を行う．次に，膝痛をもつものではハムストリングスや下腿三頭筋など，下肢の背面の筋肉の短縮を認める場合が多いので，ハムストリングスと下腿三頭筋のストレッチングによって下肢背面の筋肉の柔軟性を増す．また，下肢背面の筋肉同様，膝痛のあるものでは腸腰筋の短縮もよくみられるため，腸腰筋のストレッチングによって柔軟性を増す．これらに加え，大腿四頭筋の筋力向上訓練（低～中負荷プログラム）を行う．

❹腰痛対策プログラム

推奨グ：A，**推奨E：1**（文献2）．腰痛をもつものでは，円背を呈しているものが多い．背筋の筋力を向上させ，良姿勢をとるために背筋の筋力向上を行う．また，腹部の筋力の低下もみられるため腹筋の強化を行う．座位姿勢の改善（姿勢を悪くした場合と背筋を伸ばした場合の中間位で，腹筋に自然に力

が入る位置を探し，この姿勢を10秒間保持）と，その中間位を保ったままの運動として，お尻歩き（中間位を保ったまま，お尻を交互に使って前後に移動する）を行う．また，円背の矯正と下肢のストレッチングとして，座った姿勢で，腰の力を抜いた状態から，体重を腰の後ろにかけて，反る姿勢を維持する．次に，床に寝た状態で腿を抱えて，抱えた側の股関節の屈曲と反対側の股関節伸展のストレッチングを行う．

❺転倒・骨折対策プログラム

推奨グ：A ， 推奨E：1 （文献2）．転倒予防を目的とした，筋力・バランス能力，柔軟性を高める一般的な運動器の機能向上プログラムに加え，骨量増加をめざす場合には，衝撃運動が効果的である．まず，「踵おとし（体重と同程度の負荷による衝撃運動．踵をたかくあげて，膝を伸ばしたまま打ち下ろす）」を1カ月以上行い，次に，「膝を伸ばした階段おり（体重の1.5倍程度の負荷による衝撃運動．膝を伸ばした状態で踵から着地する．リズミカルに行うことで衝撃運動となる）」へと移行するなど，負荷の量を制御しながら行う．

❻複合プログラム

推奨グ：A ， 推奨E：1 （文献7）．老年症候群における低栄養状態，フレイル，サルコペニア対策においては，食事によって適正なエネルギー，タンパク質の摂取を行うことが有効である．厚生労働省の複合プログラムのマニュアルによると，運動器の機能向上プログラムに加え，咀嚼筋の体操，嚥下機能訓練などの口腔機能向上，食品多様性チェック，献立作り，調理実習などの栄養改善プログラム内容を組み込んだ複合プログラム例が示されている．

臨床での活用　加齢に伴う生活機能低下への介入効果をより確実なものとするには，対象者が自発的に参加し，意欲的に運動を実施したうえで，終了後にも引き続いて運動を実践する意欲を保ちながら活動的な日常生活を送ることが重要である．対象者の意欲に働きかけるためには，①できる目標を立てる（スモールステップ），②行動を記録する（セルフ・モニタリング），③自分を褒める（自己強化）といった成功体験を積み重ねる技法が有効である．

文献

1) 河合 恒, 大渕修一：虚弱高齢者. EBPT第2版. 2015. pp316-335.
2) 厚生労働省：介護予防マニュアル：http://www.mhlw.go.jp/topics/2009/05/dl/tp0501-1_01.pdf
3) 遠又靖丈・他：1年間の要介護認定発生に対する基本チェックリストの予測妥当性の検証 大崎コホート2006研究. 日本公衆衛生雑誌 58：3-13, 2011.
4) Fried LP et al：Frailty in older adults：evidence for a phenotype. *J Gerontol A Biol Sci Med Sci* **56**：M146-156, 2001.
5) Satake S et al：Validity of the Kihon Checklist for assessing frailty status. *Geriatr Gerontol Int*, 2015. doi：10.1111/ggi.12543.［Epub ahead of print］.
6) Rosenberg I：Summary comments：epidemiological and methodological problems in determining nutritional status of older persons. *Am J Clin Nutr* **50**：1231-1233, 1989.
7) Fiatarone MA at al：Exercise training and nutritional supplementation for for physical frailty in very elderly people. *N Engl J Med* **330**：1769-1775, 1994.

〈河合　恒, 大渕修一〉

II

機能・能力低下 編

 関節可動低下

評価, 治療/介入のエッセンス

Q1 標準的な評価指標には何がありますか？

 関節角度測定計を活用した「関節可動域表示測定法」が推奨される. また関節包内副運動, 運動最終域での組織反応などの質的補足評価が推奨される.

Q2 推奨される治療/介入には何がありますか？

関節, 筋, 軟部組織の関節可動障害三大要因を包括的に治療介入する複合的理学療法が推奨される. 個別的には, 関節性因子に対する関節モビライゼーション, 筋系や結合組織に対する治療ストレッチング, 軟部組織に対するモビライゼーション, 筋膜リリースが推奨される. なお, 行わないことが強く推奨される事項はない.

機能・能力低下概要

　関節可動低下は, 筋, 骨格, 靱帯, 軟部組織などの基礎的・運動器要素の機能異常に起因する運動機能障害の一型である. その原因は, 関節自体, 関節周辺軟部組織, 関節運動関与筋の異常や変化に起因する直接・器質的因子と, 組織侵害刺激性疼痛, 関節周辺組織の異常緊張, 局所の固定・不動や炎症・変性に基づく間接・機能的因子とに大別される.

　関節可動障害には, 正常可動範囲の低下・減少 (低可動性) のほか, 関節の不安定状態に起因する可動範囲の増大 (過可動性), 正常運動パターンからの逸脱 (運動過誤) がある. 一般的には, 筋, 筋膜, 腱, 結合組織などの関節周辺組織から構成される弾性帯の過緊張や短縮と, 関節包内の中間帯や遊び減少に起因する低可動性障害である.

　滑膜性関節構成体の組織は, 疾病, 外傷, 退行変性に加え一定期間の固定・不動により特有の組織変化を生じる. 水分量減少, ムコ多糖類減少, 潤滑作用低下の結合組織構造変化に始まり, 筋, 腱, 靱帯, 滑膜の組織内組成変化から化学的架橋結合増進, 線維間距離短縮などの組織異常状態へと伸延する. この「悪循環サイクル」が進行すると, 組織の柔軟性と伸展性低下, 関節包内副運動制限, 癒着形成増進などの組織反応が助長され関節可動低下が発現する.

標準的な評価指標（表1）

❶関節可動域表示測定法（学会法）
推奨グ：A（文献1, 2）．学会法は，臨床をはじめ，教育や研究の各方面で普遍的に使用されている関節可動評価法であり，推奨される．使用する関節角度測定計（以下，ゴニオメーター）は，一般的な万能型角度計のほか，手指，脊柱など評価部位によって最適の器具を用いる．

❷距離測定
推奨グ：B（文献1）．ランドマークの触診や軸設定が困難などの理由でゴニオメーターの使用が難しい場合は，メジャーやテープを用いて設定部位間の距離を計測する．

❸視認法
推奨グ：B（文献1, 3）．理学療法士の目測による関節可動の確認は，四肢の大関節で有益である．療法士の個人的能力レベルに依存し，検者間，測定間誤差が生じやすい点が課題である．

表1 推奨される評価の長所・課題

	長所	課題
❶関節可動域表示測定法：学会法（ゴニオメーター）	・簡便である ・普及している	・信頼性が不明 ・部位ごとに器具可変が必要
❷距離法（メジャー，テープ）	・簡便である ・特殊な機器や技術を要しない	・信頼性が不明 ・あまり普及していない
❸視認法（目測）	・簡便である ・特殊な機器や技術を要しない	・信頼性が不明 ・個人差が出やすい
❹器具活用法（水準器，ヘッドギア）	・信頼性が高い	・煩雑である ・特別な機器や技術を要する
❺画像分析法（X線，ビデオ）	・信頼性が高い	・煩雑である ・特別な機器や技術を要する

❹特殊器具活用法

推奨グ：C （文献1）．水準器角度計，ヘッドギア型角度計，重力式角度計など関節可動角度を的確に測定する器具が考案され，臨床的結果が報告されている．測定部位によりゴニオメーターを上回る信頼性がある．

❺画像分析法

推奨グ：B （文献1）．X線やビデオを用いた計測法は信頼性が高いが，特別な機器や技術を要することと，結果把握まで時間がかかることが課題である．

関節可動障害評価（**表2**）では，骨運動学的運動に関節運動学的運動を補足する．骨運動学的運動は，他動的関節運動評価と自動的関節運動評価の基本評価から始める．各関節の形態的状態を把握するうえで他動的関節運動評価が必須であるが，関節運動時の組織変化や疼痛反応を構築性組織と区別する意味で，自動的関節運動評価を併用実施する．

表2 関節可動障害評価指標

評価内容	評価項目	具体的評価指標	股関節屈曲例
A 関節系基本評価（骨運動学的運動評価） 解剖学的関節構成骨間 幾何学的軸変位 可視数値的計測	A 関節包外骨運動評価 ①他動的関節可動域 ②自動的関節可動域	A ゴニオメーターによる角度計測 ①形態学的要因(form closure) ②力学的要因(force closure)	A 背臥位(右SLR) ①0°～70° ②0°～60°
B 関節系質的評価（生理学的運動評価） 関節構成体相互面間 関節運動学的状態 非視覚的質的評価	B 関節包内副運動評価 ①関節の遊び評価 ②中間帯評価 ③最終域感評価 ④瞬間回旋中心軌道評価	B 正常データーとの比較検討 ①引き離し，滑り ②他動的椎間副運動 ③正常最終域感，異常最終域感 ④正常データーとの比較検討	B 背臥位 ①背側滑り制限 ③股関節前面疼痛 ④大腿骨骨頭の上方偏位
C 筋系評価（筋機能評価） 関節運動関与筋 筋機能状態 可視的評価	C 筋機能評価 ①筋長評価 ②筋バランス評価	C 正常，左右比較 ①筋短縮 ②拮抗筋筋力	C 股関節関与筋 ①右ハムストリングス短縮 ②右大腿直筋過緊張
D 他組織補足評価（関与組織機能評価） 関節運動関与結合組織 組織状態 異常状態有無確認	D 結合組織評価 ①神経系評価 ②血管系評価 ③筋膜系評価	D 正常状態との比較検討 ①神経緊張，ストレス ②血管スパズム ③変位，歪み	D 股関節関与組織 ①坐骨神経圧迫症状(+) ②大腿動脈異常なし ③浅前後ライン歪みあり

他動的関節運動評価と自動的関節運動評価により，関節可動障害を呈している組織のスクリーニングを行い，各組織に応じた補足評価を追加する．関節原生の構築性組織では関節包内の副運動（脊柱では他動的椎間副運動）を行い，関与組織の障害を推論する．筋・筋膜の力学的機構が原因で可動性が低下した場合は，特定運動方向の骨運動が低下し，筋短縮，筋硬直，拮抗筋間のインバランスがみられる．神経や血管に問題がある場合は，組織の緊張評価により，痙攣，スパズムなどの異常状態がみられる．

> **臨床での活用**　対象関節の運動範囲を角度で数値表示する学会法は，臨床データによる基準値設定，信頼性や妥当性の研究結果を通し理学療法効果を判定する有用な関節可動域評価指標である．しかし，滑膜性関節の運動時には運動軸を中心とした回旋運動と並進運動が連動する．滑膜性関節の運動可動評価では，解剖学的関節構成骨間の幾何学的軸変位で起こる可視数値的計測（骨運動学的運動評価）に，運動時の瞬間回旋中心軌道評価と関節構成体相互面間の非視覚的位置距離を把握する関節包内副運動の生理学的運動評価を加える．関節包内副運動評価は，該当関節の関節面に滑りと牽引を加える．滑りは治療面に対して前後・上下・内外側などの平行な力を加え，運動範囲と組織反応変化をみる．牽引力は治療面の直角方向に加え，関節包を含む関節組織の機械的ストレスに対する反応をみる．
>
> 　関節機能評価では，運動範囲とともに運動最終域での組織反応をみる．正常な運動最終域感を認知し，担当症例における他動的骨運動と他動的副運動時の運動最終域感変化を比較する．異常運動最終域感には，筋短縮による筋伸展性低下，筋スパズムに起因した筋緊張亢進，軟部組織の過剰肥大，骨（軟骨）同士の接触，関節包の炎症，短縮，癒着などがある[4, 5]．
>
> 　関節可動測定の臨床的評価指標は，ゴニオメーターを用いる方法が今後も普遍的に臨床使用されると予測する．しかし，関節可動時の筋，神経系要素を含めた運動機能障害という視点から関節可動障害評価を考えると，数字による量的指標に関節機能を包括する質的指標を加味した評価が求められる．
>
> 　臨床では，ランドマークの触診や軸設定が困難などの理由でゴニオメーターの使用が難しい場合があるが，このような場合はメジャーやテープを用いた距離測定，三角法定理を活用した可動範囲算出，理学療法士による目測，器具の考案，X線撮影やビデオによる画像分析などが推奨される．

推奨される治療/介入の方法(表3)

❶複合的理学療法

推奨グ：A，推奨E：1（文献1）．関節可動障害は，直接・器質的因子と間接・機能的因子の多様な関与因子が介在する．その意味では，個々の組織異常と組織変化に対応した個別的アプローチでは限界がある．適切な障害評価により関節可動障害の原因を推論し，全ての問題に対する治療を複合的・包括的に行うことが重要である．

❷徒手他動的関節可動手技

推奨グ：A，推奨E：1（文献1）．理学療法士の徒手による他動的関節可動手技は，機能障害に対する治療として日常普遍的に行う治療手技である．不動・固定・安静による関節可動障害発現の「悪循環サイクル」を遮断するうえで，可能な限り早期から機能的範囲内での無痛運動を実施する意義は大きい．

❸関節モビライゼーション（文献1, 6）

推奨グ：A，推奨E：1．人体の滑膜性関節は蝶番のような固定化された運動の中心軸は存在せず，関節の自動・他動的骨運動時には，関節包内で関節面相互間の動き（並進運動，回転運動）の組み合わせによる中心軸移動が起こ

表3　関節可動障害に対する理学療法

学際領域	対象組織	治療/介入目的	治療/介入手技
理学療法	複合包括	・関節可動障害の原因組織，組織変化に対する全体的機能維持/回復	①関節可動障害の各要因に対する運動療法，物理療法，器具療法の複合/包括治療
運動療法	関節	・関節可動性維持/回復 ・関節包内副運動維持/回復 ・副運動と骨運動の同時維持/回復	②徒手他動的関節可動手技 ③モビライゼーション ④運動併用モビライゼーション
	筋	・運動可動筋の伸張性維持/改善 ・随意的筋収縮活用関節機能改善	⑤治療ストレッチング ・筋エネルギー療法
	結合組織	・組織柔軟性，伸展性維持/回復 ・筋膜の歪み，ねじれ，捩み回復	⑥軟部組織モビライゼーション ⑦筋膜リリース
物理療法	筋 血管 神経	・血液循環維持/改善 ・異常緊張緩和，疼痛抑制	⑧温熱療法，電気刺激療法など
補装具療法		・術後の関節可動性維持/回復 ・良好アライメント保持	・持続的他動運動装置（CPM） ・装具・スプリント

＊表中の番号①〜⑧は本文と一致

る．関節運動における正常な生理学的運動を維持・改善する意味で関節包内副運動の正常化が重要である．

❹運動併用モビライゼーション(MWMs；mobilizations with movements)

推奨グ：B , 推奨E：2 （文献1, 9）．随意的筋収縮と他動的モビライゼーションの併用治療は，異常運動抑制と異常アライメント矯正効果をもたらし，関節包内副運動改善による無痛運動遂行が可能となる．自己管理と障害の再発予防を含めた自己治癒賦活を図るうえでMWMsの臨床的意義は大きい．

❺治療ストレッチング

推奨グ：A , 推奨E：1 （文献1, 7, 8）．理学療法領域における治療ストレッチングは，身体諸機能を正常に保つうえで重要な治療手技である．筋組織や結合組織への治療ストレッチングにより，組織の細胞内組成と基質に対して良好な組織変化反応が引き起こされる．その結果，筋節数の増加，組織潤滑性と組織間距離の維持，コラーゲン線維配列の規則化，架橋連結結合の予防をもたらし，正常な組織線維間の滑り運動が回復し可動障害の改善につながる．

❻軟部組織モビライゼーション

推奨グ：B , 推奨E：2 （文献1）．軟部組織モビライゼーションは，関節周囲結合組織の伸展性維持，回復を目的とする．関節包内副運動を回復するための素地を得ることを主眼とする場合は，皮膚，靱帯，腱などに対する軟部組織モビライゼーションを行い，組織の異常緊張軽減，柔軟性回復を図る．

❼筋膜リリース

推奨グ：B , 推奨E：2 （文献1）．皮膚下にあり全身を覆い筋肉を包んでいる筋膜に，癒着，歪み，ねじれが起こると，筋バランスの低下，異常姿勢発現，有痛性疾患の発症などの機能障害を呈する．筋膜リリースは，筋肉を取り巻く周囲膜の歪みとねじれの矯正，回復を目的とする．

❽物理療法

・複合的な物理療法： 推奨グ：B , 推奨E：2 （文献1）．
・単独での物理療法： 推奨グ：C , 推奨E：3 （文献1）．

筋短縮，組織癒着など関節周囲組織の変化や運動時の痛み発現が関節可動障害に影響している場合は，軟部組織の伸張性増大，疼痛緩和，異常緊張軽減，循環改善を目的として物理療法を併用した関節可動治療を実施する．物理療法後に運動療法を行うことにより，循環改善，疼痛緩和，軟部組織伸展性向上に伴う関節可動の維持，改善が得られる．

臨床での活用　関節可動障害に対する治療／介入においては，関節，軟部組織，筋肉の可動障害関与因子に対して適宜臨床介入する．筋，筋膜，腱，結合組織などの関節周辺組織から構成される弾性帯の過緊張や短縮が主要因の場合は，関連組織に対するストレッチングや軟部組織モビライゼーションを行い，組織の異常緊張軽減，柔軟性回復を図る．

　関節包内の中間帯や遊びの減少に起因する場合は，関節モビライゼーションが第一選択となる．関節包内副運動評価結果をもとに，適応となる引き離し運動と滑り運動を行う．治療実施上の要点は，治療部位の運動学的特性（治療面，凹凸の法則，関節の緊張・弛緩肢位，正常副運動範囲など）を理解し，柔和な力を緩徐に加え，目的とする最終域で数秒間保持し，力を緩める手技を数回反復する．

文献

1) 板場英行：関節可動障害．EBPT第2版，2015，pp339-343．
2) Mayerson NH, Milano RA：Goniometric measurements reliability in physical medicine. *Arch Phys Med Rehab* **65**：92-94, 1984.
3) Williams JG, Callaghan M：Comparison of visual estimation and goniometry in determination of a shoulder joint angle. *Physiotherapy* **76**：665-657, 1990.
4) Petersen CM, Hayes KW：Construct validity of Cyriax's selective tension examination：association of end feels with pain at the knee and shoulder. *J Orthop Sports Phys Ther* **30**：512-527, 2000.
5) Riddle DL：Measurement of accessory motion：Critical issues and related concepts. *Phys Ther* **72**：865-874, 1992.
6) 酒井吉仁：関節可動域制限に対するモビライゼーションのエビデンス．理学療法 **20**：628-633, 2003．
7) 板場英行：ストレッチングをめぐる現状と課題．理学療法 **21**：1439-1447, 2004．
8) Roberts JM, Wilson K：Effects of stretching duration on active and passive range of motion in the lower extremity. *Br J Sports Med* **33**：259-263, 1999.
9) Konstantinou K：Flexion mobilizations with movement techniques：the immediate effects on range of movement and pain in subjects with low back pain. *JMPT* **30**：178-185, 2007.

（板場英行）

2 筋力低下

評価，治療/介入のエッセンス

 標準的な評価指標には何がありますか？

MMTは有用性が最も高い評価指標として推奨される．HHDは定量的筋力テストとして，等速性筋力評価も信頼性が高い指標である．握力は全身の筋力指標として，1RMは動的筋力の指標として推奨される．立ち上がりテストは，安全性と下肢筋力に相当するテストとして推奨される．

 推奨される治療/介入には何がありますか？

レジスタンストレーニング(PRT)が推奨される．低負荷による抵抗運動プログラムは，健康と活動制限の改善を目的として推奨される．また立位での荷重練習は，転倒予防と課題指向的トレーニングとの関連において推奨される．なお，行わないことが強く推奨される事項はないが，筋肉の「過用」(例：ポストポリオ症候群等)には充分注意が必要である．

機能・能力低下概要

　筋力低下の原因として，廃用(disuse)と加齢(aging)がある．廃用による筋力低下は身体不活動等で生じる．一方，加齢による筋力低下は，老化という生理学的変化に加え，活動性の低下による廃用性筋萎縮も要因となる．近年，このような加齢による骨格筋量もしくは筋力の減少は，サルコペニアと定義される．転倒や生活の質(QOL)の加齢低下に関連し，虚弱(frailty)，要介護状態に陥る場合も少なくない．

　廃用による筋力低下は，抗重力筋に顕著である．一方，加齢により萎縮が強い筋線維は，タイプⅡ線維(速筋)であることはエビデンスとして知られている．一方，加齢に伴う筋力低下は，70～80歳代の膝伸展筋力において，20歳代と比べて40%の低下が認められ，しかも筋力よりはパワーが早く低下する．サルコペニアの予防策としては，レジスタンストレーニング(PRT)が最も効果的な介入である．速い運動(パワー)や強めの運動は，速筋線維を鍛える効果があるとされる．

標準的な評価指標（表1）

❶ MMT（Manual Muscle Test）；徒手筋力テスト

推奨グ：B　（文献1）．特殊な機器が不要で，かつ簡便に個々の筋力を測定することが可能である．重力の影響と抵抗の概念を取り入れて段階づけできる利点から，臨床的有用性は高く，日本ではDanielsらの検査法が広く使用されている．評価指標としては，Medical Research Councilによる数値スケール（0～5点）や，MRCを基本として数量化したMotricity Index（運動機能指標：0～33点）がよく用いられている．また，近年はICU-AW（ICU-acquired weakness：集中治療室管理の重症患者に生じる全身的な筋力低下）の診断基準では，筋力の指標としてMRCが使用される．上下肢6筋の合計点（両側）が60点満点中48点以下，または平均点が5点満点中4点未満が基準となる．MMTの臨床的有用性は高いが，信頼性の面ではやや問題がある．例えば同じ評価者による信頼性は高いが，検査筋群が近位か遠位かによる信頼性，さらに評価者間の信頼性が問題となる（表2）[1]．

❷ HHD（Hand-Held Dynamometer）；ハンドヘルドダイナモメーター

推奨グ：A　（文献2）．等尺性最大収縮力の測定に限られるが，簡便かつ携帯性に優れ，ベッドサイドでも使用できる．さらに定量的筋力テスト（Quantitative Muscle Testing）であることから信頼性も高まっている．MMTとの比較研究[2]では，症例（ポストポリオ症候群）の膝伸展筋のMMT 5の段階は，健常者の約50％に相当することや，健常者の上腕二頭筋のMMT 5は250N以上に相当し，MMT 3は5～10N（最大筋力のわずか2％）に相当することなどが明らかとなった．MMTの段階間隔が不均一であることや，特にMMT 4と5の判定の精度が不充分なことなどが示唆されている．

HHDは，検者が手に持って計測する機器であるために，その信頼性は検者の技量や固定性により左右されるという欠点がある．熟練した検者の測定値の信頼性は高いことから確認されている．固定ベルトを用いて計測した測定値は，妥当性において優れると指摘されている．計測法による信頼性の高さの比較では，Makeテスト（MT：固定したHHDに対して発揮する筋力を計測）は，Breakテスト（BT：発揮する筋力に打ち勝つ抵抗力を計測）と比べてやや高いが，臨床的にはBTが実際的であると指摘されている．

❸ 握力（grip strength）

推奨グ：A　（文献3）．握力は，測定法が比較的簡便であり，瞬時に結果を知

表1　推奨される評価の長所・課題

	長所	課題
❶MMT（徒手筋力テスト）	・簡便である ・普及している	・信頼性が不明
❷HHD（ハンドヘルドダイナモメーター）	・定量的筋力テストとして信頼性が高い ・簡便である	・信頼性が検者の技量や固定性に左右される
❸握力（grip strength）	・簡便である ・全身の筋力の代表値として利用される	・個人差があり，その日のコンディションに影響される
❹1RM	・動的筋力の評価の指標	・高齢者に対するリスク管理に注意が必要
❺等速性筋力評価機器（isokinetic dynamometer）	・信頼性が最も高い ・筋力に加えてパワーが評価できる	・極めて高価である
❻立ち上がりテスト（30-s chair stand test）	・安全に行い得る方法である．下肢筋力値，1RMと高い相関性がある	・あらゆる対象者に対応できる精度の高い評価法の確立

ることができるので，広く一般に使用されている．文部科学省が毎年実施している体力・運動能力調査結果（経年的変化）[3]では，筋力の指標として採用されている．握力に関するリサーチエビデンスは数多くの報告があるが，腕力との間に0.84，脚力とは0.76，背筋力とは0.75の相関を認めている[3]．最近，サルコペニアの診断基準（European Working Group Sarcopenia in older People；EWGSOP）では，筋力低下の指標として，握力（男性30kg未満，女性20kg未満）が採用されている．握力は全身の筋力の代表値として利用されるが，そこには個人差があり，またその日のコンディションに影響されることに注意する．

❹1RM（1 repetition maximum）

推奨グ：A（文献4）．HHDや握力（静的筋力）は，容易に測定できるが，測定時の筋群や関節角度に依存することから，包括的な筋力値として限界がある．一方，動的筋力は，実際の運動に即している．1RMは動的筋力の評価指標であり，最大努力で最大関節可動域いっぱいに動かし，1回しか遂行できない時の負荷を求める方法である．筋力増強運動の標準指標[4]として知られているが，

高齢者に対するリスク管理に対しては，よく吟味する必要がある．

❺等速性筋力評価機器(isokinetic dynamometer)

推奨グ：A （文献5）．等速性運動は，Thistleら[5]によって発表(1967年)された新しい運動の概念である．等速性筋力は，一定の各速度，例えば1分間に10回転：10RPM (60°/秒)に固定した際の，ある関節可動範囲における最大筋力とパワー(筋力×速度)が計測できる．信頼性は高く，検者の技量によっても計測値が左右されないことから，リサーチエビデンスとして頻繁に採用されている．最大の課題は，機器が高価なことである．

❻立ち上がりテスト(30-s chair stand test)

推奨グ：A （文献6）．決められた時間内(30秒間)に決まった高さから立ち上がれた回数を評価する時間法である．1999年にRikliらにより，シニア体力テスト(Senior Fitness Test)[6]の項目の一つとして考案された．膝伸筋・屈筋力や1RMとも高い相関性を示すことから，高齢者の下肢筋力を安全かつ効果的に評価するための指標となっている．今後，あらゆる対象者に対応できるような精度の高い評価法の確立が課題となる．

➡ サルコペニアの評価：121頁参照．

臨床での活用　MMTの臨床的有用性は，単に筋力の段階づけだけではない．例えば，末梢神経損傷の場合，検査を行う筋肉がどれだけ効いているかによって，神経障害の部位やその程度を知ることができる．しかし実際，腕神経叢損傷では，引き抜き損傷の鑑別に大きく関わる前鋸筋のMMTは，何回か収縮，弛緩を繰り返さないと，効きの有無の判定は容易ではない．さらに，三角筋が麻痺していても，上腕二頭筋の収縮による見せかけの肩外転運動（trick motion）は，前腕の回内運動を見破らないと容易にごまかされてしまう．筋肉の脊髄神経支配はもちろん，視診，触診に加えて，検査技術の習熟がMMTの臨床での活用を大きく左右することを忘れてはならない．

推奨される治療/介入の方法

❶レジスタンストレーニング(PRT)

推奨グ:A, **推奨E:1** (文献1～3). PRT (Progressive Resistance Training:歴史的には,DeLorme,WatkinsらによってPRE:progressive resistive Exerciseとして命名されていた)は,筋力と筋持久力の向上を目的に行われる.アメリカスポーツ医学会(ACSM)は,2つのガイドライン(①Guidelines for Exercise Testing and Prescription 8th ed[7],②Progression Models in Resistance for Training for Healthy adults[8])によって推奨している.介入方法として,前者(①)ではトレーニング内容(強さ,頻度,期間など)の指針が,健常成人と高齢者で考慮されている.

a. 健常成人のためのPRTの指針

個々の大きな筋群に対して,1セット,8～12回反復が可能な負荷(60～80% 1-RM)で終了し,2～4セット(セット間の休憩は2～3分)を用い,週2～3回,部位は8～10種類のトレーニングを行う.

b. 高齢者のためのPRTの指針

10～15回反復可能な低めの強度(主観的運動強度が10点満点で5～6)から行うが,腱のコンディションが改善したら負荷を増し,1セットの反復回数は8～12回(健常成人と同じ)としてもよい.

次に後者(②)では,高齢者においても,筋力,筋肥大,筋パフォーマンスなどの改善を目的とした多様なトレーニング内容が推奨されている(詳細は文献9の筋力低下の項目に一覧にして紹介した).

PRTの効果に関するリサーチエビデンスでは,虚弱高齢者10名(90±1歳)に対して最大筋力(1RM)の80%の高負荷で8週間という短期間に行うPRTによって,大腿四頭筋の筋力が174%増大し,歩行速度も48%増大したと報告[10]された.虚弱高齢者においても,若年者と同様に筋肥大による筋力増強が起こることが確認された.一方で,高負荷によるPRTは,高齢者の筋・骨格系に有害な影響を及ぼすという報告や,アウトカムとしての活動制限に対する効果については,明らかではないというエビデンスも報告されている.

その他:最近,PRTは関節症患者の活動制限に対して有効な介入法であることが確認された.PRTの最大効果を得るためには,感度の高いアウトカム測定の利用や,多くの要素をもった介入方法を取り入れるように提案されている.

❷在宅での低負荷による抵抗運動プログラム

推奨グ：B , 推奨E：2 （文献4）．在宅の高齢者の生活の健康と活動制限の改善を目的に行う．介入方法は，在宅で低負荷による長期間の抵抗運動を実施する．リサーチエビデンスでは，自宅に住む215名の高齢者群に対して，低負荷による抵抗運動（厚さを変えたエラスティックバンドを使用して11種類のビデオを見ながら行う運動）を週3回の頻度で理学療法士の指導で行うプログラム（strong-for-life program）群（107名，75.4 ± 7.4歳）は，コントロール群（108名，74.6 ± 6.5歳）と比較した6カ月間のRCTでは，安全性，費用の安さをもって，高齢者の下肢筋力の増大や歩行の安定性，活動制限や気分の改善の効果が認められている．

❸立位での荷重練習（weight bearing exercise）

推奨グ：B , 推奨E：2 （文献5）．転倒予防と課題指向的トレーニングを目的に行う．介入方法は，椅子からの立ち上がりや，前と横方向から台へステップアップするなどの荷重練習を繰り返し，回数は漸増的に，手すりの支持は徐々に外すなどを指針としたプログラムを実施する．リサーチエビデンスによると，在宅の大腿骨頚部骨折後患者120名（79 ± 9歳）に対して，立位での荷重練習を行った群は，対照群（無荷重での股関節，膝関節周囲筋群の抵抗運動）と比較して4カ月のRCTで大腿四頭筋力増強とバランス能力の改善を認めている．

その他：脳卒中治療ガイドライン（2009）では，起立—着席や歩行練習などの下肢練習量を多くすることが，歩行能力の改善のために強く勧められている．また，物を持っての椅子からの立ち上がりや，前後，左右のステップ練習などを導入した課題指向的トレーニング（Task-oriented training）とPRTの有効性を検証した結果では，PRTはADLへの転移（運動学習の効果判定要因）が低いと指摘されている．

❹栄養介入とPRTの併用

推奨グ：B , 推奨E：2 （文献6）．高齢者の低栄養による筋量減少は，サルコペニアにつながることから，栄養介入とPRTの併用を行う．リサーチエビデンスでは，ナーシングホーム入所者100名（87.1 ± 0.6歳）に対して，PRT単独群，PRT＋補食群，補食単独群，コントロール群の4群に分け，各介入を10週間施行した結果，補食単独群では，下肢筋力増加は認められなかった一方で，PRT＋補食群では筋力が113％増大し，歩行速度も改善が認められている．

その他：サルコペニアに対する運動介入効果に関するシステマティックレビ

> **臨床での活用**　筋力増強の効果を上げるには，実際問題として対象者自身がトレーニングしなければならない．そのためには対象者にいかにして筋力増強の意義と方法を教育するかが重要になる．その手段として，筋疲労を目安とした反復練習法を活用した結果，持久力の増大を得た．しかし，筋力や筋持久力が充分増大したとしても，患者は椅子からの立ち上がりや歩行時に，荷重不安を訴えることがある．このような場合，椅子からの立ち上がり動作を活用して，その練習時間配分を多くすると改善がみられる．筋力増強運動の最終局面は，単なる筋力強化ではなく，患者の活動障害改善のための方法論を確立し，いかにその効果を上げるかが重要ではないかと考える．

ューでは，骨格筋量を増加させるためには，高負荷PRTが必要であるが，安全性を考慮し，強度・頻度・挙上回数とも段階的に漸増させる方法をとるべきであると結論づけている．

文献

1) Florence JM et al：Intrarater reliability of manual muscle test (Medical Research Council Scale) grades in Duchenne's muscular dystrophy. *Phys Ther* **72**：115-122, 1992.
2) Beasley WC：Quantitative muscle testing：principles and applications to research and clinical services. *Arch Phys Med Rehabil* **42**：398-425, 1961.
3) 東京都立大学体育学部研究室：日本人の体力標準値．第4版，不昧堂出版，1989. pp98-201.
4) DeLorme TL：Restration of muscle power by heavy resistance exercises. *JBJS* **27**：645-667, 1945.
5) Thistle HG et al：Isokinetic contraction：a new concept of resistive exercise. *Arch Phys Med Rehabil* **48**：279-282, 1967.
6) Rikli RE, Jones CJ：Senior Fitness Test Manual, 2nd ed, Human Kinetics, 2013.
7) 日本体力医学会体力科学編集委員会監訳：健康関連体力テストおよび解釈．運動処方の指針—運動負荷試験と運動プログラム，原著第8版 (ACSMs Guidelines for Exercise Testing and Prescription 8th ed)．南江堂，2011. pp57-108.
8) ACSM position stand：Progression models in resistance training for healthy adults. *Med Sci Sports Exec* **41**：687-708. 2009.
9) 岡西哲夫：筋力低下．EBPT第2版，2015. pp352-368.
10) Fiatarone MA et al：High-intensity strength training in nonagenarians. effects on skeletal muscle. *JAMA* **263**：3029-3034, 1990.

（岡西哲夫）

3 持久性低下

評価，治療/介入のエッセンス

Q1 標準的な評価指標には何がありますか？

A 最高酸素摂取量や6分間歩行距離が標準的な指標として推奨される．治療効果判定などの反応性に優れた指標としては運動持続時間が挙げられる．

Q2 推奨される治療/介入には何がありますか？

A 虚血性心疾患や慢性心不全患者，慢性閉塞性肺疾患（COPD）患者における持久性トレーニングは持久性を改善させるエビデンスが充分にある．なお，行わないことが強く推奨される事項はない．

機能・能力低下概要

　持久性は身体運動を持続する能力とされ，その身体運動の持続は疲労の発現や様々な運動制限因子によって規定される．身体運動の持続はエネルギー産生や酸素輸送などが強く影響し，それらは骨格筋，呼吸器系，心血管系の各機能に左右される．骨格筋機能は筋細胞レベルでのガス交換機能や有酸素代謝と嫌気性代謝によるエネルギー産出である．呼吸器系機能は，エネルギー産出に必要な酸素を摂取し，産出の結果生じる二酸化炭素を排出する．心血管系機能は酸素と二酸化炭素を運搬する．この3つの歯車がスムーズに噛み合って，身体運動を持続させていく．これらの機能の一部分でも機能低下になれば，持久性は低下してしまう．

　持久性を低下させる疾患は，このエネルギー産生や酸素輸送の機能を低下させる病態である．不動や臥床による廃用症候群であれば，全身の骨格筋機能の低下に伴うエネルギー産生の低下や心肺機能の低下に伴う酸素輸送の機能低下により持久性が低下する．高齢者や脳血管障害患者などは，活動量の低下により持久性が低下し，酸素輸送の機能低下には，呼吸器疾患や循環器疾患の関与が大きくなる．

　様々な疾患やリスクファクターがある者の持久性は生命予後に大きく影響する．持久性が低いと健常者をはじめ，呼吸器疾患患者や循環器疾患患者等の生命予後が短くなる可能性が高くなる．

標準的な評価指標(表1)

❶6分間歩行試験

推奨グ：A．6分間歩行試験は，6分間にできるだけ長く歩行した距離を測定する検査で，その距離(6分間歩行距離)により持久性を評価する．このテストは，最低片道30mある歩行路で，直線歩行の往復で測定を行い，わが国で最も広く用いられているフィールドテストである．6分間歩行距離は，呼吸・循環器疾患において，治療効果判定や予後予測の指標となるため，重要な評価項目となっている．ただし自己のペースであるため実施の方法に注意しないと結果がばらつくため，標準プロトコルが推奨されている[2]．6分間歩行試験の前後には，酸素飽和度，心拍数，修正ボルグスケールを用いて息切れの強さや下肢の疲労感を評価する．試験中には検査者の判断に応じて，心電図モニターや経皮的酸素飽和度(SpO_2)を測定することが望ましい．6分間歩行距離における基準値として，6分間歩行距離の日本人の標準歩行距離はまだ確立されていない．基準値は諸外国の報告があり，以下のように示されている(表2)．

[Enrightらの基準値[3]]

男性：歩行距離(m) = 7.57 × 身長(cm) − 5.02 × 年齢 − 1.76 × 体重(kg) − 309

女性：歩行距離(m) = 2.11 × 身長(cm) − 5.78 × 年齢 − 2.29 × 体重(kg) + 667

また，6分間歩行距離から最高酸素摂取量の予測値を算出する方法も日本人を対象に報告されている．この予測式はCOPD患者用に作成されている[11]．

peak $\dot{V}O_2$ = 0.014 × 6分間歩行距離 − 0.127 × 年齢 + 0.049 × %1秒量 + 12.477

最近のレビューでは6分間歩行試験の臨床的意味のある効果量(MCID)は，25～33mと報告されている[4]．

❷最大酸素摂取量($\dot{V}O_2$max)と最高酸素摂取量(peak$\dot{V}O_2$)

推奨グ：A．心肺運動負荷試験で得られる指標である．漸増負荷では，$\dot{V}O_2$は運動強度の増加により直線的に増加するが，$\dot{V}O_2$maxは運動強度を増加しても酸素摂取量がそれ以上増加しえない状態，すなわち頭打ちの状態(leveling off)となった時点での$\dot{V}O_2$と定義される．運動による心拍出量の増加と酸素利用能が限界に達したことを示す．$\dot{V}O_2$maxは，被検者の負荷に対する意欲や自覚症状に依存しない客観的な指標で，生理学的に最大運動能力を示す指標であり，peak$\dot{V}O_2$とは区別される．peak$\dot{V}O_2$は，被検者にとってこれ以上運動ができないという強度における酸素摂取量のことであり，$\dot{V}O_2$maxの代用として運

表1　推奨される各運動負荷試験の長所・課題

	長所	課題
❶6分間歩行試験	・簡便である ・普及している	・再現性が低い
❷漸増シャトルウォーキングテスト（ISWT）	・簡便である ・運動処方に優れている	・版権が必要
❸心肺運動負荷試験	・信頼性が高い ・心血管系モニタリングが可能	・特別な機器や技術を要する
❹定常負荷試験	・簡便である ・反応性に高い	・あまり普及していない

表2　各運動負荷試験の特徴　　（文献3より引用）

	6分間歩行試験	ISWT	心肺運動負荷試験	定常負荷試験
再現性	やや弱い	高い	高い	高い
方法の標準化	やや弱い	高い	高い	高い
一般的使用	高い	中等度	低い	低い
他疾患データ	多い	少ない	多い	少ない
酸素療法中の実施	可能	可能	難しい	可能
心血管系モニタリング	難しい	難しい	可能	可能
得られる指標	少ない	少ない	多い	少ない
運動処方	適していない	適している	適している	適していない
労作時の低酸素血症	強い	強い	中等度	中等度
終了時の呼吸困難感	中等度	中等度	強い	強い
終了時の下肢疲労	中等度	中等度	強い	強い

ISWT：漸増シャトルウォーキングテスト，6MWT：6分間歩行試験

動耐容能の指標として用いられる．peak$\dot{V}O_2$は，運動終了直前の30秒間の平均値を採用する．

❸運動持続時間（endurance time）

　一定の負荷量を自転車エルゴメータやトレッドミルで運動持続できる時間を測定する（定常負荷試験）．反応性を評価する目的であれば，最高仕事量の75～80％の負荷量が推奨されている．定常負荷試験の運動持続時間のMCIDは105秒もしくは33％の変化と報告されている[4]．呼吸器疾患患者における報告が多く，気管支拡張薬などの薬物療法，酸素療法や非侵襲的人工呼吸器などの効果判定，運動療法などの効果判定にも用いられ，反応性は鋭敏である[4]．

推奨される治療/介入の方法

❶持久力トレーニング

推奨グ：A , 推奨E：1 . 持久性のトレーニングの一般的な原則には運動強度，運動時間，頻度，運動の種類がある．これらを考慮してプログラムを作成する[5]．

- 疾患別でのエビデンスでは虚血性心疾患： 推奨グ：A , 推奨E：1 .
- 慢性心不全患者： 推奨グ：A , 推奨E：1 .
- COPD患者： 推奨グ：A , 推奨E：1 .

各々で持久性トレーニングは持久性を改善させる．

疾患別や持久性の低下の程度によって，強度や時間，頻度は異なり，これらは各ガイドラインに詳細に記載されている．様々なガイドラインの基盤になっている米国スポーツ医学会(ACSM)による運動処方のガイドラインがある[7]．ACSMでは，すべての成人に対して，体力(fitness)の種々の要素を増強させるために，様々な運動を実施することを推奨している．このガイドラインによる運動トレーニングは，準備運動，コンディショニング，整理運動，ストレッチングより構成される．コンディショニングの中に持久性のトレーニングは含まれる．また運動量は実施した運動の頻度，強度，持続時間の関数である．持久性の改善と必要な運動量との間には容量-反応関係が存在する[5]．

1 運動強度

少なくとも中等度以上の運動強度(酸素摂取予備能の40〜60％)が成人の体力を改善させるための最低運動強度と推奨されている[5]．ほとんどの成人が，中等度と高強度(酸素摂取予備能60％以上)の組み合わせが体力の改善や維持に理想的である．運動強度の定量化には心拍数予備能，酸素摂取予備能，主観的運動強度(rating of perceived exertion)，会話テスト(Talk Test)，感覚強度，総エネルギー消費量，％年齢推定最大心拍数，％酸素摂取量，METsがある．

2 運動時間と運動量

運動時間の処方には，1セッションあたり，1日1週間当たりの身体活動の時間または総エネルギー消費量が用いられている．1週間当たりの総エネルギー消費量と体力の改善には容量-反応関係がある．週1,000kcalが多くの成人に推奨される最小の身体活動量である．中等度の運動を1日30分以上，週5日以上(週合計150分以上)，高強度の運動を20〜25分以上，週3日(週合計75分以上)，中等度と高強度の組み合わせでは1日20〜30分以上，週3〜5日行う

ことが推奨される[5]．

3 頻度

ACSMは週3〜5回の頻度を勧めている[5]．持久性の改善と維持の目的では，ほとんどの成人に対して，中等度の運動強度の持久性トレーニングは週5日，高強度の持久性トレーニングは週3日，あるいは中等度と高強度の組み合わせの場合は週3〜5回を推奨している．週3回を超える運動では持久性改善の増加の程度は減弱し，週5回の高強度の運動は障害を発生させる可能性があるので，一般的には推奨されない．

4 運動の種類

すべての成人に対して，大きな筋群をリズミカルに使い，特別な熟練を必要としない運動の動作が推奨される[5]．熟練や高度な体力レベルが必要とされる運動やスポーツは，充分な技術や体力がある者だけに推奨される．

臨床での活用

運動強度の指標に息切れを用いることが容易であるため，臨床上よく用いられている．修正ボルグスケールを使用して運動強度を保って運動を行う．目標の運動強度によって，目安になる修正ボルグスケールは異なる．中等度の運動強度であれば3〜4を用い，高強度の場合は5以上のスケールを用いる．呼吸器疾患患者は心疾患患者と異なり，呼吸困難感に慣れることも必要である．そのため，ある程度の呼吸困難感を保って運動療法を行う．経皮的酸素飽和度（SpO_2）を用いて，90％もしくは85％未満に低下しないように運動強度や運動時間を決めていく．SpO_2の基準値は施設によって様々であり，医師と相談して決めていく．

しかし，理学療法士の現場では評価機器がなく，ガイドラインで示された運動強度で持久性トレーニングを行うことが難しい場合があるため，患者自身が行える症状の範囲内での運動強度で行われている．運動の種類も一般的には歩行などが多いが，骨関節の問題や歩行が難しい場合は，ベッド上での運動やセラボールのうえでの持久性トレーニングを行うこともある．特に在宅医療に関わる理学療法士は，運動するスペースを確保することも難しい．その中でも可能な範囲でできる動作や運動強度で行っていく．

文献

1) 有薗信一：持久性低下．EBPT第2版，2015，pp369-381．
2) Puente-Maestu L et al：Use of exercise testing in the evaluation of interventional efficacy：an official ERS statement. *Eur Respir J* 47：429-460, 2016.
3) Enright PL et al：Reference equations for the six-minute walk in health adults. *Am J Respir Crit Care Med* 158：1384-1387,1998.
4) Luis PM et al：Use of exercise testing in the evaluation of interventional efficacy：an official ERS statement. *Eur Respir J* 47：2016.
5) アメリカスポーツ医学会編，日本体力医学会体力科学編集委員会監訳：運動処方の指針，原著第8版，南江堂，2011．
6) 日本循環器学会：心血管疾患におけるリハビリテーションに関するガイドライン，2012年改訂版（班長：野原隆司）．
7) 日本呼吸ケア・リハビリテーション学会・他：呼吸リハビリテーションマニュアル，第2版，2012．pp1-59．
8) The American Thoracic Society and American College of Chest Physicians. ATS/ACCP Statement on Cardiopulmonary Exercise Testing. *Am J Respir Crit Care Med* 167：211-277, 2003.
9) Zannad F et al：Clinical outcome endpoints in heart failure trials：a European Society of Cardiology Heart Failure Association consensus document. *Eur J Heart Fail* 15：1082-1094, 2013.
10) Fletcher GF et al：Exercise standards for testing and training：a scientific statement from the American Heart Association. *Circulation* 128：873-934, 2013.
11) Waschki B et al：Physical activity is the strongest predictor of all-cause mortality in patients with COPD：a prospective cohort study. *Chest* 140：331-342, 2011.
12) 有薗信一・他：6分間歩行テストと漸増シャトルウォーキングテストによるCOPD患者の最高酸素摂取量の予測式．日本呼吸ケア・リハ学誌18：160-165, 2008．

（有薗信一）

4 バランス低下

評価, 治療/介入のエッセンス

Q1 標準的な評価指標には何がありますか？

A BBS, FRT, TUG (154頁参照), FES, BESTestがバランス低下またはバランス能力の評価指標として推奨される.

Q2 推奨される治療/介入には何がありますか？

A バランス運動と筋力増強運動を含む多面的な運動, 太極拳, トレッドミル歩行練習などが推奨される. なお, 行わないことが強く推奨される事項はない.

機能・能力低下概要

　バランス低下は種々の原因によってバランス能力が低下し, 動作が不安定な状態を指す. バランス低下に対する理学療法について考えるときに, 「バランス」と「バランス能力」を区別して用いると概念的に整理しやすい. バランスは姿勢や動作における見た目の安定性を表している. バランス能力は, 支持基底面と重心線との関係を調節して, 安定的な動作(バランスのよい動作)の実行を担う身体能力である. バランス能力は, 運動制御に関わる神経機構を中核に, 視覚・前庭感覚・体性感覚などの感覚系機能, 認知機能, 筋力・骨・関節などの運動器系の機能とも関連している. バランスはバランス能力を反映するが, 実行する動作の種類(課題)や外的要因(環境)にも影響される[1].

　動作を行う際の支持基底面と重心線との関係から, 動作を3つのレベルに分けることができる. レベル1は, 支持基底面が一定で, 随意的な重心の移動がない状態を表し, 座位や立位などの姿勢保持に相当する. レベル2は, 支持基底面は一定で, 随意的な重心線の移動がある状態で, リーチ動作や椅子から立ち上がるときの前方への重心移動などに相当する. レベル3は, 支持基底面が変化し, 重心線もそれに合わせて移動する状態で, 立ち上がり, 歩行などに相当する. バランスの評価やバランス運動を行う際は, これら3つのレベルの動作を含むことが望ましい.

標準的な評価指標(表1)

❶ BBS (Berg Balance Scale) または，FBS (Functional Balance Scale)

推奨グ：A（文献2，3）．3つのバランスのレベルを含む14の検査項目があり，項目ごとに0〜4の5段階（得点の高いほうが良い）に評定し，合計点（56点満点）でバランス能力を評価する．信頼性，妥当性に優れ，バランスの評価指標として多くの研究で採用されている．臨床的な使用に関して，測定にやや時間がかかる（15〜20分）との指摘がある．

❷ FRT (Functional Reach Test)

推奨グ：B（文献2）．レベル2に相当する評価指標である．立位で上肢の前方へのリーチを行い，その移動距離を測定する．測定が簡便で，臨床的なバランス能力測定に多用されている．

❸ FES-I (Falls Efficacy Scale International)；転倒効力感スケール

推奨グ：A（文献2）．ADLに関連する16項目の動作を実施するときの転倒に関する不安感を，患者が主観的に「1：まったく心配ない(not at all concerned)」〜「4：非常に心配(very concerned)」の4段階に評定し，合計点（16点：最も良い状態〜64点：最も悪い状態）でバランス能力を測定する．

❹ BESTest (Balance Evaluation Systems Test)（表2）

推奨グ：B（文献2）．バランス能力を構成する6つの下位要素に相当する

表1　推奨される評価の長所・課題

	長所	課題
❶ BBS	・普及している ・包括的にバランス能力を評価できる	・やや煩雑である
❷ FRT	・簡便である ・普及している	・信頼性が不明 ・バランス能力の一部を評価している
❸ FES-I	・簡便である	・あまり普及していない
❹ BESTest	・包括的にバランス能力を評価できる ・介入と関連づけできる	・煩雑である ・あまり普及していない

表2　BESTestの下位要素と対応する介入例

（文献5を参考に作成）

バランス能力の下位要素（評価項目）	BESTestの評価項目に含まれる検査内容	下位要素に対する介入例
Ⅰ. 生体力学的制約	1) 支持面（足部） 2) 身体質量中心（COM）・アライメント 3) 足関節筋力と可動域 4) 股関節・体幹の外側筋力 5) 床座位からの立ち上がり	・疼痛の緩和，除圧，変形の矯正 ・アライメント修正（運動療法，足底板の使用） ・関節可動域運動，筋力増強運動 ・立ち上がり練習
Ⅱ. 安定性限界	6) 座位の垂直性と側方傾斜 7) 前方への上肢到達 8) 側方への上肢到達（左右）	・視覚や体性感覚のフィードバックを用いた垂直軸の再学習 ・座位，立位での重心移動練習
Ⅲ. 予測的姿勢調節	9) 立ち上がり 10) つま先立ち 11) 片足立ち（左右） 12) 階段の交互足乗せ 13) 立位での上肢挙上	・運動学習を促すための動作練習 ・つま先立ちや踵立ち練習，ステップ練習 ・階段昇降練習 ・立位での上肢を使った大きな動作 ・ボール投げ
Ⅳ. 姿勢反応	14) その場での反応－前方 15) その場での反応－後方 16) ステッピング反応－前方 17) ステッピング反応－後方 18) ステッピング反応－側方（左右）	・外乱刺激への適応練習 ・前後左右へのステップ運動 ・後歩き，横歩き
Ⅴ. 感覚指向性	19) バランスを保つための感覚統合（閉眼・開眼，安定な支持面・軟らかい支持面） 20) つま先上がりの傾斜（閉眼）	・閉眼での姿勢保持練習 ・ラバーフォームや不安定板上での姿勢保持練習 ・斜面での姿勢保持練習
Ⅵ. 歩行安定性	21) 平地歩行（6m） 22) 歩行速度の変更 23) 頭部の水平面での回旋を伴う歩行 24) 歩行中の方向転換 25) 障害物またぎ 26) Timed "Get Up & Go" test 27) 二重課題下のTimed "Get Up & Go" test	・歩行練習 ・歩行中の加速・減速練習 ・前庭刺激を伴う歩行練習 ・テンポの緩急や方向転換のあるダンス ・障害物を置いた歩行練習 ・二重課題を用いた動作練習や歩行練習

36項目(左右別の項目も含む)の検査課題から構成される．項目ごとに0～3の4段階に評定し，合計点(108満点)や下位要素ごとの得点割合でバランス能力を測定する[5]．検査項目が多く煩雑だが，問題のある下位要素を特定することで介入へつながる利点がある．短縮版のMini-BESTestも考案されている．

➡ TUG：154頁参照．

臨床での活用　BBS，FRT，TUGは世界中で使用されているバランスの評価指標である．FRTとTUGは短時間（5分以内）で測定できる．FRTは主に静的バランス，TUGは動的バランスの要素を反映し，BBSは静的・動的の両方のバランスの要素が含まれているのでより包括的な評価指標といえるが，測定にやや時間がかかる．FES-Iは主観的な評価指標であるが，バランスの客観的な評価とも関連性が高く，患者自身のバランスに対する評価特性を知ることができる．BESTestは，検査項目数が多く，測定に時間がかかるが，患者の問題点を把握して理学療法の介入に結びつけるためには有用な評価指標である．

　臨床の場でバランスの評価指標を使用するときは，評価目的を明確にして，評価指標としての信頼性－妥当性を確認するとともに，測定時間，測定できる範囲（天井効果や床効果），結果の臨床的な意味づけなどを考慮して使用することが大切である．

推奨される治療/介入の方法

❶バランス運動と筋力増強運動を含む多面的な運動

推奨グ：B（文献6, 7），推奨E：1（文献7, 8）．バランス運動，筋力増強運動，持久性運動などの単独の介入方法が，他の介入方法と比べて効果が高いことを示すエビデンスの高い介入研究は少ない．多くの介入研究やシステマティックレビューでは，レベル1～3のバランス運動に筋力増強運動，立ち上がりや歩行などの機能的運動などを加えて行った運動療法による改善度が高い傾向がある[1, 6-9]．表2にBESTestのバランスの下位要素について，下位要素に対応した介入例を記載した．対象者の状態に合わせてバランス運動の課題の難

表3 高齢者に対するバランス運動の例と難易度の調整方法

項目	難易度の調整方法の例
姿勢保持練習	・支持面の変化（肩幅→閉脚→片脚） ・重心位置の変化（臥位→座位→立位） ・支持の変化（両手支持→片手支持→指先支持→支持なし） ・視覚の変化（開眼→閉眼） ・運動の付加（眼球運動→頚部の運動→上肢運動→体幹運動→体幹+下肢運動） ・不安定な支持面（ラバーマット，バランスマット，振動板）
重心移動練習	・リーチ距離（徐々に遠くへ） ・リーチ方向（前後，左右，上下，体幹の回旋や下肢運動） ・リーチに対する負荷（重たいものを持ってリーチする）
ステッピング練習	・ステップ距離（近距離→遠距離） ・ステップ方向（前後左右，斜め方向） ・障害物の有無（障害物を越えてのステップ）
歩行練習	・上肢支持や補助具の有無（手すり，歩行器，杖，介助の有無や程度） ・歩隔（wide base→通常の歩隔→線上歩行） ・歩行速度や歩幅の変化 ・歩行路の状態（平坦，凸凹，曲線，坂，障害物） ・急な停止や方向転換，その場での回転 ・踵歩行，つま先歩行，足を交叉しての横歩行 ・二重課題（暗算，想起課題，上肢動作の付加）
立ち上がり・着座	・上肢支持の有無，介助の有無や程度 ・座面の高さや柔らかさ ・重りの付加
階段昇降	・手すりや介助の有無 ・段差の高さ ・方向（前，後，側方）
ジャンプ	・ジャンプ幅 ・ジャンプ方向（前後左右，斜め方向，回転）

（文献4を参考に作成）

易度を調整した介入において改善度が高く，運動療法の時間・頻度・期間については，1日1時間程度，週2～3回以上の運動療法を2～3カ月以上実施した研究に，運動療法の効果を認めたものが多い．表3に高齢者に対するバランス運動の項目と難易度の調整方法の例を示した．疾患をもつ患者のバランス運動を行う際も，疾患特性やバランス能力低下の程度を考慮するとよい．

❷太極拳

推奨グ：B （文献6, 7），推奨E：1 （文献8）．バランス能力向上に太極拳が有効とする多くの報告がある．太極拳は，支持基底面と重心の調節が重要な運動であり，筋力増強，柔軟性の改善などの要素をもつ複合的な運動であるため，①のバランス運動や筋力増強運動を含む多面的な運動と同様の効果が得られると考えられる．

❸トレッドミル歩行練習

推奨グ：B （文献6），推奨E：1 （文献8）．脳卒中，パーキンソン病，多発性硬化症患者などを対象に，必要に応じてハーネスによる免荷を行いつつ，トレッドミルによる歩行練習が行われる．患者が転倒しない程度の適切な条件（トレッドミルの速度，免荷の有無や程度，上肢支持の有無など）を設定する．持久性運動の要素も含まれ，傾斜をつけた歩行や後方歩行なども行われる．

❹その他の介入方法

推奨グ：B～C （文献6），推奨E：2～3 （文献8）．バランス障害に対する理学療法として，ダンス，コンピューターやゲーム機器によるバランス運動，視覚フィードバックの利用，全身への振動刺激（whole body vibration），二重

臨床での活用　バランスは，バランス能力だけでなく，動作課題や動作環境によって変化する．そのため，バランスの改善にはこれらの要素をすべて考慮する必要がある．進行性の疾患でバランス能力自体の改善が難しいときでも，日常生活における動作の安定性は動作課題や動作環境を変えることで改善できる．バランス能力も，種々の要素が関連しており，それらがシステムとして働くことで現れる身体機能である．そのため，運動学習を中心とするバランストレーニングに加えて，疾患特性や患者の状態を考慮して，バランス能力に関連する身体要素の機能改善を図ることが重要になる．

課題の適用,課題指向的アプローチなど多くの試みがなされている.しかしエビデンスの高い研究が少なく,それらの有効性の検証については充分でない[1,8].

文献

1) 望月 久:バランス障害. EBPT第2版, 2015, pp383-398.
2) European Physiotherapy Guideline for Parkinson's Disease7/4_eu_guideline_parkinson_201412-development.pdf.
http://www.appde.eu/european-physiotherapy-guidelines.asp
3) American Geriatrics Society/British Geriatric Society Clinical Practice Guideline for Prevention of Falls in Older Persons (2010):
http://www.americangeriatrics.org/health_care_professionals/clinical_practice/clinical_guidelines_recommendations/2010/
4) Howe TE et al: Exercise for improving balance in older people. *Cochrane Database Syst Rev* 11: CD004963, 2011.
5) Horak FB et al: The Balance Evaluation Systems Test (BESTest) to differentiate balance deficits. *Phys Ther* 89: 484-498, 2009.
6) European Physiotherapy Guideline for Parkinson's Disease7/4_eu_guideline_parkinson_201412-development.pdf.
http://www.appde.eu/european-physiotherapy-guidelines.asp
7) American Geriatrics Society/British Geriatric Society Clinical Practice Guideline for Prevention of Falls in Older Persons (2010):
http://www.americangeriatrics.org/health_care_professionals/clinical_practice/clinical_guidelines_recommendations/2010/
8) Howe TE et al: Exercise for improving balance in older people. *Cochrane Database Syst Rev* 11: CD004963, 2011.
9) Sherrington C, Tiedemann A: Physiotherapy in prevention of falls in older people. *J Physiother* 61: 54-60, 2015.

(望月 久)

5 歩行能力低下

評価，治療/介入のエッセンス

標準的な評価指標には何がありますか？

移動の所要時間を計測するTUGおよび歩行速度を用いることが推奨される．その他，歩行のパターンを評価するPOMAの歩行サブスケール，歩行の自立度・レベルを評価するFACが有用である．

推奨される治療/介入には何がありますか？

脳卒中の歩行障害に対して，個々の特性に合った反復的な歩行（または歩行の要素）の練習を，できるだけ早期から，できるだけ多く，課題の強度や難易度を適宜漸増しつつ実施することが推奨される．パーキンソン病や虚弱高齢者の歩行能力低下に対して，筋力増強運動，姿勢バランス練習，歩行練習などの複合的理学療法を実施することが有効である．なお，行われないことが強く推奨される事項はない．

機能・能力低下概要

歩行能力低下は「心身機能の低下や身体構造の障害により，変異もしくは制限された歩行の状態」であり，機能障害や環境因子を含む原因で生じる．歩行能力低下として捉えられる視点と範囲は広く，多くの患者・障害者が存在する．歩行能力低下には，歩行と歩容の障害がある．歩行能力は実用性を問題にし，歩行の機能性（歩行不可，歩行速度低下など），安定性（歩行の日内・日間変動増加など），安全性（転倒の危険が高いなど），安楽性（歩行困難感の増加など）の各障害に細分化され，歩行の自立度として，見守り，一部介助，全介助に分類される．また，歩容の障害は正常歩行パターンから逸脱した歩行パターンであり，疾患別に特徴的な歩行能力低下を呈する．

主な治療は，歩行そのものの動作を練習する歩行練習と，歩行能力低下の原因を改善するための治療に分けられる．歩行練習は運動療法として実施されるが，その他に数多く存在する歩行に関わる機能障害の改善を図るために，薬物療法，化学療法，観血的療法がなされる．歩行能力は加齢変化に伴って低下するとともに，疾病の罹患・増悪に伴い歩行能力低下が重度化し，転倒，移動能力またはADLの障害，認知症発症または認知障害，施設入所，さらには入院，死亡の危険因子となる．

標準的な評価指標（表1）

❶ TUG（Timed Up and Go Test）（図）
推奨グ：A （文献2），推奨グ：Highly Recommend （文献3, 4）．歩行を含む機能的な移動能力の評価指標である．椅座位から起立し，通常歩行速度にて3m直線歩行，180°方向転換，3m直線歩行，着座するまでの一連の動作課題を遂行する際の所要時間を計測する．数値が大きいほど重傷であることを示す．TUGは後述する歩行速度とともに臨床および研究の各分野において頻繁に用いられており，信頼性や妥当性に関する検証が数多くなされている．また，転倒リスクを評価するカットオフ値や有意味な変化が認められる最小可検変化量が報告され，参考値として治療効果の判定の際の目安に用いることができる．さらに，二重課題下での移動能力を評価するための指標として，無作為に選ばれた数値から減算する課題を行いながらTUG課題を行うTUG cognitiveや，水が入ったカップを持ちながらTUG課題を行うTUG manualが報告されている．

❷ 歩行速度
推奨グ：A （文献2），推奨グ：Highly Recommend （文献3, 4）．歩行速度の評価指標であり，10mの直線歩行路での歩行時間を計測し，10m歩行速度に換算する．数値が大きいほど軽症であることを示す．通常の速度で直線歩行した場合の通常歩行速度〔comfortable gait speed（CGS）またはnormal gait speed（NGS）〕と，できるだけ速い速度で直線歩行した場合の最大歩行速度〔maximum gait speed（MGS）またはfast gait speed（FGS）〕がある．

❸ POMA（Performance Oriented Mobility Assessment）
推奨グ：A （文献2），推奨グ：Recommend （文献4），推奨グ：Unable to Recommend （文献3）．POMAは姿勢バランスと歩行の2つのサブスケールで構成され，POMAの歩行サブスケールは歩行開始，左右遊脚期の歩幅と床からの高さ，左右ステップの対称性，ステップの連続性，歩行の経路，体幹動揺，立脚期の歩行パターンに関する各項目について0〜1点または0〜2点で評価し，合計12点満点で評価する．数値が大きいほど軽症であることを示す．

❹ FAC（Functional Ambulation Category）
推奨グ：Recommend （文献3）．歩行の自立度・レベルの評価指標である．歩行不可0，介助歩行（体重支持とバランス維持のための徒手接触での介助が連

表1　推奨される評価の長所・課題

	長所	課題
❶TUG	・信頼性が高い ・簡便である ・普及している ・特別な機器や技術を要しない	
❷歩行速度	・信頼性が高い ・簡便である ・普及している ・特別な機器や技術を要しない	
❸POMA	・信頼性が高い ・簡便である ・特別な機器や技術を要しない	・あまり普及していない
❹FAC	・信頼性が高い ・簡便である ・普及している ・特別な機器や技術を要しない	
❺6分間歩行試験 （6MWT）	・信頼性が高い ・簡便である ・普及している ・特別な機器や技術を要しない	

続的に必要）1，介助歩行（バランスや協調性を補助するための軽く触れる程度の介助が連続的または断続的に必要）2，監視歩行（介助不要，口頭による指示／誘導が必要）3，平地のみ歩行自立4，平地・不整地・階段・斜面での歩行自立5，の6段階のいずれに該当するか評価する．数値が大きいほど軽症であることを示す．

❺6分間歩行試験；6MWT（6 minutes walking test）または6MWD（6 minutes walking distance）

推奨グ：A （文献2），推奨グ：Highly Recommend （文献3，4）．歩行の持久性の評価指標である．一定の歩行区間を6分間連続して歩行した距離を

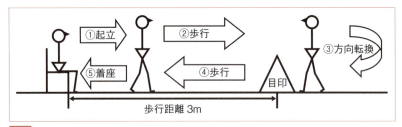

図 Timed Up and Go Test

計測する．数値が大きいほど軽症であることを示す．

➡ 6分間歩行距離：77頁参照．

> **臨床での活用**　実際の臨床で用いられている歩行に関する評価指標は，歩行時間，歩行速度，歩行距離といった定量的な指標とともに，歩容や歩行パターンを質的・定性的に分析・評価して歩行能力低下の特性が吟味され，治療計画が具体化される．定性的評価・定量的評価のいずれにせよ，臨床的有用性の高い歩行の評価指標は，検者に特別な技術・場所や高価な機器がなくとも短時間で評価可能で，対象者本人の負担が少なく安全に評価できるものが望ましい．また，数値で示すことができる指標は効果判定がなされやすく対象者本人や家族にも理解されやすい．

推奨される治療/介入の方法

❶脳卒中の歩行能力低下に対する反復的な課題を用いたトレーニング

推奨グ：A（文献2, 5, 6）．反復的な課題を用いたトレーニングは脳卒中の歩行障害の改善に有効であり，歩行困難者の個々の特性に合った反復的な歩行（または歩行の要素）の練習をできるだけ多く実施する機会を設けることが推奨されている．特に発症後早期からできるだけ練習量を増やすとともに，反復的な課題を含む歩行や歩行に関連する下肢機能に焦点を当てた起立-着座や歩行練習などの下肢の練習量を多くすることは，歩行能力の改善のために強く勧められている．

❷脳卒中の歩行能力低下に対する課題特異的な練習

推奨グ：B（文献7, 8）．課題特異的なトレーニングは脳卒中の歩行障害の改善に有効であり，課題特異的な練習が下肢の選択的課題のパフォーマンス改善のために推奨されている．また，理学療法士は一つの「アプローチ」に練習を限定するのではなく，患者個々のニーズに応じた介入を選択することが勧められている．

❸脳卒中の歩行能力低下に対するトレッドミル歩行練習または体重免荷トレッドミル歩行練習

推奨グ：B（文献2, 6, 8）．トレッドミル歩行練習および体重免荷トレッドミル歩行練習は歩行障害の改善に有効であり，トレッドミル練習は，治療開始時に歩行が自立した人の歩行速度を改善するために検討してもよいが，習慣的歩行練習介入としては推奨されないとなっており，対象者への適用に留意する．

❹脳卒中の歩行能力低下に対する持久性運動

推奨グ：A（文献8），**推奨グ：B**（文献5）．持久性運動は歩行障害の改善に有効であり，医学的に安定し安全に実施できる対象者に対する機能的移動の改善を目的とした歩行指向の身体フィットネス運動の実施が推奨されている．歩行速度や歩行持久性だけでなく，脳卒中危険因子，気分あるいは認知能力を改善するために，併存疾患や機能的限界を考慮した有酸素運動プログラムの実施が勧められている．

❺パーキンソン病の歩行能力低下に対する理学療法および歩行練習

推奨グ：A（文献2, 9）．筋力増強運動，バランス運動，全身運動，歩行練習，太極拳，ダンスなどの複合的運動を実施する理学療法全般が有効であり，身体機能，健康関連QOL，筋力，姿勢バランスとともに歩行速度の改善のために運

動療法を実施することが推奨されている．

❻パーキンソン病の歩行能力低下に対する感覚刺激を用いた歩行練習

推奨グ：A （文献2, 9）．外部からの感覚刺激を用いた歩行練習はパーキンソン病の歩行能力低下の改善に有効であり，歩数，重複歩距離，歩行速度，歩行率の改善のために，外的手がかり刺激（視覚刺激，聴覚刺激，言語教示）を用いた歩行練習を実施することが勧められている．

❼虚弱高齢者の歩行能力低下に対する運動療法

推奨グ：A （文献2）．虚弱高齢者の歩行障害に対して運動療法が有効であり，筋力増強運動，柔軟性運動，姿勢バランス練習，持久性運動，歩行練習などを組み合わせた複合的運動が歩行能力を改善する介入として推奨されている．

臨床での活用

・脳卒中の歩行能力低下に対する歩行練習では，ADL における実用的な歩行能力を獲得するために，課題特異性を考慮し，対象者を取り巻く環境特性に近い状況下で対象者の実生活に求められる課題設定での歩行練習を実施することが望ましい．歩行練習には，歩行を反復して実施する全体課題練習と歩行の構成要素を分解して実施する部分課題練習があるが，部分課題練習は歩行全体の自然な一部分となるように実施する．また，歩行練習や歩行能力に必要な機能要素を高めるための運動・練習を反復して実施する際，治療効果の発現を促進するために，練習量だけでなく負荷強度や難易度を適宜増加させ漸増的に実施するとよい．

・パーキンソン病の歩行能力低下への外的手がかり刺激（視覚刺激，聴覚刺激，言語教示）を用いた歩行練習では，言語教示（「足を大きく踏み出す」などの教示をして歩くなど），聴覚刺激（メトロノームによるリズム音刺激などに合わせて歩くなど），視覚刺激（床に設置した線をまたぐなど）を対象者の適応を考慮して工夫して用いる．実際の歩行練習の際，一度に多くの教示や刺激を用いると対象者の注意を低下させ，運動学習を妨げることが多いため，1つの手段から試行した後に，複数の手段を用いて実施するように進めることが望ましい．

・歩行能力の向上を目的とした介入は，歩行そのものの動作を練習することによって歩行のパフォーマンスの向上を得ようとする歩行練習と，四肢・体幹における筋力・筋緊張・姿勢バランス・関節可動域・感覚等の歩行能力を構成する機能要素の改善・向上を目的とした運動を組み合わせて実施するほうが効果的である可能性が高い．

文献

1) 橋立博幸：歩行障害．EBPT第2版, 2015, pp399-414.
2) 理学療法診療ガイドライン部会：理学療法診療ガイドライン 第1版(2011), 日本理学療法士協会, 歩行の評価；390-392, 2011.
   http://www.japanpt.or.jp/academics/establishment_guideline2011/
3) StrokEdge Taskforce of the American Physical Therapy Association (APTA)：Neurology Section：
   http://www.neuropt.org/docs/stroke-sig/strokeedge_taskforce_summary_document.pdf？sfvrsn=2
4) PARKINSON EDGE Task Force of the American Physical Therapy Association(APTA)：Neurology Section：
   http://www.neuropt.org/docs/default-source/parkinson-edge/pdedge-all-documents-combined.pdf？sfvrsn=2
5) 日本脳卒中学会脳卒中ガイドライン委員会編：脳卒中治療ガイドライン2015, 協和企画, 2015.
6) Australian National Health and Medical Research Council：Clinical guidelines for stroke management 2010, 2010：
   https://www.nhmrc.gov.au/_files_nhmrc/publications/attachments/cp126.pdf
7) On behalf of the Canadian Stroke Strategy Best Practices and Standards Writing Group：Canadian Best Practice Recommendations for Stroke Care (Update 2010), 2010：
   http://www.strokebestpractices.ca/wp-content/uploads/2011/04/2010BPR_ENG.pdf
8) Scottish Intercollegiate Guidelines Network：Management of patients with stroke：rehabilitation, prevention and management of complications, and discharge planning. 2010：
   http://www.sign.ac.uk/pdf/sign118.pdf
9) 日本神経学会「パーキンソン病治療ガイドライン」作成委員会編：パーキンソン病治療ガイドライン2011, 医学書院, 2011.

（橋立博幸）

6 嚥下機能低下

評価，治療/介入のエッセンス

Q1 標準的な評価指標には何がありますか？

A 総合的評価ではMASA，重症度分類では摂食・嚥下障害の臨床病態重症度分類（DSS），摂食レベルの評価では摂食嚥下グレード（FILS）が推奨される．
スクリーニングテストでは，聖隷式嚥下質問紙，反復唾液嚥下テスト，改訂版水飲みテストが推奨される．

Q2 推奨される治療/介入には何がありますか？

A 姿勢調節（頚部前屈・回旋）や咽頭冷却刺激，代償的嚥下法，嚥下筋トレーニング，バルーン拡張法などを包括的に行うことが推奨される．なお，行わないことが強く推奨される事項はない．

機能・能力低下概要

　摂食嚥下は，先行期，準備期，口腔期，咽頭期，食道期の5期に分けられ，食物認知と摂食行動の企図，食物の口腔内への取り込み，咀嚼して食塊形成しながら口腔内移送，嚥下，食道の蠕動運動という一連の流れで行われる．どの時期が障害されても嚥下機能低下が生じ，注意覚醒障害，認知障害，口腔や咽頭の感覚障害，嚥下筋の運動障害などの原因により発生する．代表的な疾患として脳血管障害やパーキンソン病，脳性麻痺や神経筋疾患などがあり，脳卒中者では急性期の約7割に何らかの嚥下機能低下が出現する．嚥下中枢（延髄孤束核）の障害，嚥下筋や口腔・咽頭感覚を支配する脳神経系の障害が中心だが，呼吸障害，異常姿勢筋緊張，加齢変化，義歯の影響などでも機能低下が出現する．
　姿勢や嚥下筋トレーニングのような間接的アプローチと実際の嚥下を伴う直接的アプローチがあるが，理学療法士が関与するのは間接的アプローチが主である．
　嚥下は，栄養および水分摂取に必要であり，問題が生じると胃瘻などのチューブ栄養に移行し，その後の食の楽しみを失い生活の質（QOL）の低下につながる．また，チューブ栄養でも，唾液誤嚥による誤嚥性肺炎発症リスクは残る．
　誤嚥性肺炎による死亡率は年々高まっており，口腔内の清潔保持，嚥下機能の維持，機能に合った食物選択などの予防的対応が必要である．

標準的な評価指標(表1)

❶MASA(Mann Assessment of Swallowing Ability)[3] (表2)

推奨グ：A．嚥下機能低下および誤嚥リスクのスクリーニングのための総合的評価法であり，信頼性，妥当性ともに高い．24項目を3～5段階で評価し，200点の総合点で評価する．12項目100点に簡易化した修正版MASA(modified Mann Assessment of Swallowing Ability；MMASA)や頭頸部がん患者用に改変されたものも紹介されている．数値が大きいほど軽症．

❷DSS(Dysphagia Severity Scale)；摂食・嚥下障害の臨床病態重症度分類

推奨グ：A（文献2）．7段階の順序尺度で構成され，重症度とともに対応方法もわかるようになっている．数値が大きいほど軽症．

❸FILS(The Food Intake LEVEL Scale)；摂食嚥下グレード

推奨グ：A（文献2）．摂食レベルをできるレベルとして10段階に判定し，実際の摂食レベルとの乖離をみて対応することができる(表4)．数値が大きいほど軽症．

❹聖隷式嚥下質問紙

推奨グ：A（文献2）．肺炎の既往，栄養状態，咽頭機能，食道機能，気道防御機能などの症状15項目を3段階(A：よくある，B：ときどき，C：なし)で聴

表1 推奨される評価の長所・課題

	長所	課題
❶MASA・MMASA	・信頼性が高い	・煩雑である
❷DSS	・信頼性が高い ・普及している	・煩雑である
❸FILS	・信頼性が高い ・普及している	
❹聖隷式嚥下質問紙	・簡便である ・特別な機器や技術を要しない	
❺RSST・MWST	・信頼性が高い ・簡便である	

取し，1つでもAがあれば嚥下障害を疑うスクリーニング検査である．

5 RSST（反復唾液嚥下テスト），MWST（改訂版水飲みテスト）

推奨G：A（文献2）．RSSTは，30秒間で唾液を何回嚥下できるかを，触診で指腹を乗り越える喉頭挙上があったかを確認しながら計測するもので，2回以下で嚥下障害の可能性ありと判定する．MWSTは，3mlの水を口腔前庭に入れて嚥下させ，可能な場合はさらに2試行して最も悪い結果を5段階で判定する．

表2　MASAおよびMMASA（項目のみ抜粋，下段はカットオフ値）

患者の全身評価	覚醒・協力・聴覚理解・呼吸状態・嚥下-呼吸関係(5)・失語・発語失行(5)・構音障害(5)
口腔準備	唾液処理(5)・口唇閉鎖(5)・舌運動・舌筋力・舌協調性・食塊形成
口腔期	絞扼(gag)反射(5)・軟口蓋運動・食塊クリアランス・口腔通過時間
咽頭期	咳反射(5)・随意的咳・発声・気管切開・咽頭相(喉頭挙上)・咽頭反応

注：各項目の点数は基本10点(5段階)，(5)は5点で3段階　　下線はMMASA項目

嚥下障害と誤嚥のカットオフ値

	MASA-嚥下障害	MASA-誤嚥	MMASA-嚥下障害
異常なし	≦178－200	≦170－200	≦95－100
軽度	≦168－177	≦149－169	≦94
中等度	≦139－167	≦141－148	
重度	≦138	≦140	

臨床での活用　理学療法士は，前述した嚥下評価にとどまらず，嚥下運動障害の改善を図るための評価として，姿勢，呼吸状態，頸部周囲筋の筋緊張，座位保持機能，活動レベルなどの全身機能評価と，相対的喉頭位置や舌骨上筋グレード（GSグレード）[4]，舌圧といった嚥下の局所機能評価などの相互関連性を考えた嚥下運動阻害因子に関する評価を行う必要がある．

推奨される治療/介入の方法

　包括的治療介入が勧められており，単独では部分的な効果が以下のように報告されている．

❶姿勢調節

　[推奨グ：B]，[推奨E：3]（文献2）．嚥下時の姿勢として，患側への頸部回旋や頸部前屈により，嚥下物の通過ルートが誘導されて誤嚥が減少するという報告がある．

❷メンデルソン手技

　[推奨グ：B]，[推奨E：2]（文献2）．喉頭挙上運動練習であり，舌骨と喉頭の挙上と咽頭収縮がピークに達した時点で嚥下を一時停止させ，喉頭を最も高い位置に数秒保つように指示する．介助して行う場合もあり，表面筋電図を用いたバイオフィードバックとの併用で食事摂取量増加が認められた．

❸Shaker法[6]

　[推奨グ：B]，[推奨E：3]（文献2）．喉頭挙上筋を強化し，食道入口部開大により食塊通過を改善する方法として，頭部挙上位保持運動（背臥位で肩を床につけたまま，顎を引いて頭だけをつま先が見えるまで高く上げ，1分間挙上位保持し，1分間休みを3回繰り返す），頭部反復挙上運動（背臥位で頭部の上げ下げを30回連続して繰り返す）を1日3回，6週間続けるのが原法だが，原法の50％の負荷でも同様の効果がみられるという報告がある．

❹咽頭冷却刺激

　[推奨グ：B]，[推奨E：2]（文献2）．嚥下反射惹起の閾値を下げ，食塊の咽頭通過時間を短縮する方法として，感覚入力刺激としての口腔への冷刺激を行う．Logemannは，00号の喉頭鏡を冷却して，前口蓋弓をこするように刺激するが，わが国では，凍らせた綿棒などを利用して近似部位の冷刺激を行う．

❺嚥下筋への低周波電気刺激療法

　[推奨グ：B]，[推奨E：3]（文献2）．表面電極法で行う舌骨上筋に対する治療的電気刺激は，咽頭通過時間の短縮，誤嚥スコアの改善，経口摂取の拡大に効果ありとする報告があるが，Ludlowら[7]は，喉頭下制する場合があると指摘し，針電極で嚥下と同期させて電気刺激を行う方法を推奨している．

臨床での活用　理学療法士が嚥下運動障害にアプローチする際には，口腔内の清潔を確認したうえで，覚醒向上，座位姿勢保持能力の向上，呼吸状態の改善，生活中の活動レベル向上といった全身状態に対する運動療法を行う役割がある．また，姿勢筋緊張などの影響による肩甲骨，下顎，舌骨および甲状軟骨位置偏位の修正や，喉頭挙上，舌運動，咽頭収縮強化などの嚥下筋に対するより専門的な運動療法を行う役割がある．

　口腔内清潔保持および機能的口腔ケア：唾液誤嚥時の誤嚥性肺炎リスクを減らすため，唾液腺刺激による唾液分泌を促し，口腔内細菌叢の正常化を図ると同時に，機能的口腔ケアとして口腔内感覚入力や舌運動促通を行う．

　覚醒および全身活動性の向上：日常生活において抗重力姿勢を多くしながら，身体活動レベルおよび生活レベルを高めることは，意識レベルや姿勢保持能力を高め，座位での嚥下活動によい影響を与える．

　呼吸へのアプローチ：呼吸パターンを整えて呼吸補助筋群の過活動を軽減することで，嚥下と呼吸の協調性を回復させ，嚥下筋が活動しやすい状態にする．また，咳や呼気の力を強めて，誤嚥物が気道侵入したときの喀出力を高めるため，随意的な咳払い練習および口すぼめ強制呼気練習，胸郭拡張性改善運動，排痰の指導などを行う．

　嚥下器官の位置修正と嚥下筋の運動性拡大練習：嚥下時の喉頭位置が，加齢や抗重力姿勢保持の影響で代償的に下降している場合や，臥床により下顎側に引き寄せられて上方偏位している場合があり，運動開始位置を修正することが喉頭運動の大きさやタイミングの改善に必要である．方法は，前頚筋群の伸張および舌骨・喉頭可動性改善のためにモビリゼーションを行いながら各方向の可動性を改善する．

　喉頭挙上筋トレーニング：前述したShaker法だけでなく，開口練習や機器を用いた呼気筋トレーニングを用いた方法についても効果が報告されている．開口練習は，座位または臥位で最大限に開口を命じて舌骨上筋群が強く収縮するように意識させ，10秒間保持し10秒間休憩を5回1セットとして1日2セット行う．嚥下障害患者に対して4週間の介入を行い，舌骨挙上量，食塊の咽頭通過時間，食道入口部開大量が改善したとの報告がある．呼気筋トレーニングは，Threshold IMTなどを用いて最大呼気筋力の30％で15分間を1日2回行う．呼気抵抗負荷を加えることで，誤嚥時の咳嗽力を高めるだけでなく，舌骨上筋群が強く働くことが報告されている．その他にも，顎引き抵抗運動などが紹介されている．

臨床での活用　舌運動練習

　舌運動は，筋力，スピード，協調性といった要素が嚥下時に必要である．筋力強化法として，舌抵抗運動練習が行われ，舌圧測定用プローブなどを用いて舌口蓋閉鎖運動を行う練習であり，咽頭収縮力をも向上させる可能性がある．また，スピードと協調性の要素の練習として，舌音の反復構音練習（ラ行・カ行・タ行の素早い反復や音の組み合わせを変えて練習），ボタンなめ練習（紐のついたボタンを閉口位のまま口腔内で左右に転がし，上下の歯の上に乗せて噛む運動を指示しながら行う）などを行う．

咽頭収縮練習

　嚥下圧を高め，咽頭残留を減らすことが誤嚥防止に必要な運動要素である．このため，前舌保持嚥下練習，努力嚥下練習，口腔吸引運動などが行われている．前舌保持嚥下練習は，咽頭収縮力および舌根後退力を強化する方法であり，挺舌した舌を上下切歯で軽く保持したまま空嚥下することを6〜8回繰り返し，1日3回，6〜12週間行う．努力嚥下練習は，舌を口蓋に押し当て力を入れて空嚥下する．口腔吸引運動は，舌の上に棒付きあめや舌圧測定用プローブを乗せて，引き抜きに抵抗させ，舌口蓋閉鎖，舌根後退運動を行う．

文献

1) 吉田 剛：嚥下障害．EBPT第2版，2015，pp415-429．
2) 日本脳卒中学会脳卒中ガイドライン委員会編：脳卒中治療ガイドライン2015，協和企画，2015．
3) Gisselle Mann：MASA日本語版 嚥下障害アセスメント（藤島一郎訳），医歯薬出版，2014．
4) 吉田 剛・他：喉頭位置と舌骨上筋群の筋力に関する臨床的評価指標の開発およびその信頼性と有用性．*JJDR* 7：143-150，2003．
5) 日本摂食嚥下リハビリテーション学会医療検討委員会：摂食嚥下障害の評価（簡易版）．
6) Shaker R et al：Augmentation of deglutitive upper esophageal sphincter opening in the elderly by exercise. *Am J Physiol* 272：G1518-G1522, 1997.
7) Ludlow CL et al：Effect of surface electrical stimulation both at rest and during swallowing in chronic pharyngeal dysphagia. *Dysphagia* 22：1-10, 2007.

（吉田　剛）

7 疼痛

評価, 治療／介入のエッセンス

Q1 標準的な評価指標には何がありますか？

A VAS, NRS, VRS, face scale, マクギル疼痛質問票, 簡易版マクギル疼痛質問票などが標準的な評価指標である.

Q2 推奨される治療／介入には何がありますか？

A 運動療法, 温熱療法, レーザー療法, 電気刺激療法, 集学的／学際的リハビリテーション(以下リハ)などに効果があり, 推奨される. なお, 慢性痛では安静は行わないことが強く推奨されている(グレードD).

機能・能力低下概要

痛みは, 国際疼痛学会により「実質的あるいは潜在的な組織損傷に結びつく, あるいはそのような損傷を表す言葉を使って表現される不快な感覚・情動体験」と定義されている. 国民生活基礎調査によると, わが国における腰痛, 肩こり, 関節痛のような運動器の慢性痛の訴えは, 男女ともに上位を占めており, その数は減少していない.

理学療法の対象となる痛みは, 腱板断裂やいわゆるギックリ腰さらには術後の炎症が局所に残存している場合など, いわゆる急性期の痛みと, 非特異腰痛症における腰部の痛み, 変形性膝関節症における正座動作時の大腿四頭筋下部あるいは腓腹筋起始部から発症する痛みなどに代表される慢性期の痛みに分かれる.

国際疼痛学会は発症から3カ月を目安として, 3カ月以前を急性痛, 3カ月以上持続するあるいは断続する痛みを慢性痛として定義している. 熊澤[1]は, 急性痛を組織の傷害があり痛覚受容器の興奮によって引き起こされたものとし, 慢性痛を急性痛が長引いたものと神経系の可塑的な異常によって引き起こされるものに分類されるとしている. さらに, 痛みは身体的な痛み感覚だけではなく, 精神心理的な修飾を受ける[2]. 痛みに関わるそれぞれの病態に応じて, 治療介入を行うことが必要である.

標準的な評価指標(表1)

❶VAS(Visual Analogue Scale);視覚的アナログスケール
[推奨グ:A] (文献3). VASは,10cmの直線やスケールを用いて,「痛みなし」を0mm(左端),「今まで経験したなかで最も耐えがたい痛み」を100mm(右端)として,直線上にプロットまたは指し示してもらい,0からの距離を検者が測定して痛みの強度として評価する.

VASの再現性および妥当性は示されており,痛みの強度の評価に有用であると考えられている.慢性痛患者では正確に回答できない場合もあるため,使用の際には注意が必要である.

❷NRS(Numerical Rating Scale);数値評価スケール
[推奨グ:A] (文献3). NRSは,0〜10の数値を等間隔で並べたものを見せるか口頭で説明し,「痛みなし」を0,「これ以上耐えられない痛み」を10として,数値で表現させるもので,今まで経験した最高の痛みを10として現在の痛みと比較する方法と,初診時や治療前の痛みを10として現在の痛みと比較するpain relief score法がある.

NRSが信頼性,妥当性を有することはすでに検証されている.患者の理解が得られやすく,痛みの強度の評価に有用であると考えられている.

❸VRS(Verbal Rating Scale);語句評価スケール
[推奨グ:A] (文献3). VRSは,数段階の痛みの強度を表す言葉を等間隔で並べたものを見せるか口頭で説明し,たとえば0=「痛みなし」,1=「少し痛い」,2=「痛い」,3=「かなり痛い」など,痛みの強度を段階的に表現し数値化するものである.VRSが信頼性,妥当性を有することはすでに検証されている.患者の理解が得られやすい評価法であるとされているが,痛みの変化に対する感度に乏しいという欠点がある.

❹フェイススケール(face scale)
[推奨グ:A] (文献3). フェイススケールは,一般的には4〜7枚の絵を使用し,今経験している痛みがどの顔の表情に該当するか選択させることによって,痛みの程度を評価する方法である.文字を読む必要がなく,小児から高齢者まで使用できるという利点がある.

信頼性,妥当性を有することはすでに検証されており,小児の多くが本指標を好むことが報告されている.欠点は,痛みの強度が等間隔でないことから,定量化できないことである.

表1 推奨される評価の長所・課題

	長所	課題
❶ VAS	・信頼性が高い ・普及している	
❷ NRS	・信頼性が高い ・普及している	
❸ VRS	・簡便である	
❹ フェイススケール	・簡便である	・信頼性が不明
❺ マクギル疼痛質問票	・信頼性が高い	・煩雑である
❻ 簡易版マクギル疼痛質問票	・信頼性が高い	

❺マクギル疼痛質問票(MPQ；McGill Pain Questionnaire)

推奨グ：B（文献3）．マクギル疼痛質問票は，1〜20群のなかに「ズキズキする」，「うずくような」，「しびれたような」などの78個の痛みを表現する言葉が数個ずつのグループに分けて配置され，各群内から1つずつ選択し合計点で数値化するものであり，数値が大きいほど重要である．

信頼性，妥当性を有することはすでに検証されている．本指標は痛みの性質，および強度の評価に有用であると考えられるが，評価に20分ほどの時間を要するなどが問題点であるとされている．

❻簡易版マクギル疼痛質問票(SF-MPQ；short-form McGill Pain Questionnaire)（表2）

推奨グ：A（文献3）．簡易版マクギル疼痛質問票は，感覚的表現11語，感情的表現4語の合計15個の痛みを表現する言葉について，痛みの強度を段階的に表現(0＝「全くない」，1＝「いくらかある」，2＝「かなりある」，3＝「強くある」)して数値化する．さらに，VASと現在の痛みの強さの測定により構成され

臨床での活用 痛みは様々な要因による影響を受ける．痛みを有する患者においては，痛みの強さ，性質の評価に加えて，精神心理的要因，社会的要因などの評価が欠かせない．

表2　簡易版マクギル疼痛質問票（SF-MPQ）

1. 以下に痛みを表す15の表現があります．あなたの痛みの状態について，その程度を○で囲んでお答えください．また，自分の痛みと無関係の項目については0を○で囲んで付け落としのないようにしてください．

		全くない	いくらかある	かなりある	強くある
①	ズキンズキンと脈打つ痛み	0	1	2	3
②	ギクッと走るような痛み	0	1	2	3
③	突きさされるような痛み	0	1	2	3
④	鋭い痛み	0	1	2	3
⑤	しめつけられるような痛み	0	1	2	3
⑥	食い込むような痛み	0	1	2	3
⑦	焼けつくような痛み	0	1	2	3
⑧	うずくような痛み	0	1	2	3
⑨	重苦しい痛み	0	1	2	3
⑩	さわると痛い	0	1	2	3
⑪	割れるような痛み	0	1	2	3
⑫	心身ともにうんざりするような痛み	0	1	2	3
⑬	気分が悪くなるような痛み	0	1	2	3
⑭	恐ろしくなるような痛み	0	1	2	3
⑮	耐え難い，身のおきどころのない痛み	0	1	2	3

2. 下の線上で自分の痛みを表す位置に斜線(/)で印をつけてください．

痛みはない ├──────────────────────┤ 今まで経験したなかで最も耐えがたい痛み

3. あなたの痛みの現在の強さはどのようなものですか．以下の6つのうちでお答えください．

0　まったく痛みなし
1　わずかな痛み
2　わずらわしい痛み
3　やっかいで情けない痛み
4　激しい痛み
5　耐え難い痛み

る．
　信頼性，妥当性を有することは検証されている．標準版マクギル疼痛質問票と高い相関があること，治療による変化に対する感度も充分であることが報告されている．

推奨される治療/介入の方法

❶運動療法

推奨グ：B , 推奨E：2 （文献3）．近年報告されたシステマティック・レビューでは，発症から12週以上経過している非特異的慢性腰痛を改善させる無作為化比較試験による72種類の運動療法に対してメタ分析で検討したところ，痛みの軽減と機能改善にはストレッチングと筋力増強運動が効果的で，20時間以上行うと効果が大きく発揮されるとしている．さらに，61編の無作為化比較試験による非特異的慢性腰痛に対する運動療法について，発症から経過時間により急性期，亜急性期，慢性期に分け，痛み，機能改善，職場復帰，総合評価をアウトカムとして検討した結果，急性期には効果なし，亜急性期の効果は不明瞭，慢性期には運動療法の効果がみられ，特に筋力増強運動，バランス練習が優れていると報告している．

いわゆる肩こりに対する運動療法に関して，Central，MEDLINE，EMBASE，Mantis，CLINAHL，ICLに2004年3月までに掲載された無作為化比較試験を中心とした31論文のレビューでは，亜急性期，慢性期の運動療法とモビライゼーションまたはマニピュレーションの併用が，高いエビデンスレベルを示したと評価されるとともに，筋力増強運動，ストレッチングはその治療範囲を頸部，肩甲帯，胸郭まで拡げると中程度のエビデンスが認められたと報告している．

変形性膝関節症に対する各種の筋力増強運動効果について，MEDLINE，EMBASE，Cochrane Controlled Trials Registerのデータベースから，22論文，2,325例のメタ分析で検討したところ，筋力増強運動単独では痛みの軽減と機能改善に若干の効果が認められるが，効果的にするには，関節可動域（ROM），ストレッチング，バランス練習，エアロビクスなどとの併用が必要であると報告している．

遅発性筋痛に対する理学療法に関して，Cochrane，MEDLINE，EMBASE，CLINAHL，PEDroに2003年までに掲載された無作為化比較試験による30論文を検討した結果，アスレチック・マッサージと軽い運動が他の方法と比較して効果的で，限られたものではあるがエビデンスが認められている．

❷温熱療法

推奨グ：A , 推奨E：2 （文献3）．浅部の温熱療法は，急性ならびに亜急性の腰痛の軽減に有効であることがシステマティック・レビューによって示さ

れている．一方で，持続的な表在温熱療法とテキストによる運動指導の組み合わせは身体機能スコア（multidimensional task ability profile；MTAP）の向上に効果的であるが，表在熱単独の効果は不明であり，見解は一致していない．

関節リウマチに対する温熱療法の効果に関して，Medline，Embase，PEDro，Current Contents，Sports Discus，CLINAHLに2001年9月までに掲載された無作為化比較試験を中心とした論文のなかから，判定基準に達した7論文について検討した結果，表在性湿熱と冷療法は痛みの緩和治療として有効であり，パラフィン浴は短期間の効果として期待できると報告している．

❸レーザー療法

推奨グ：A ， 推奨E：2 （文献3）．いくつかの波長を用いた低出力レーザー療法の効果を検証したシステマティック・レビューでは，急性ならびに慢性の頚部痛に対して，低出力レーザー療法は痛みの軽減に効果があり，波長820〜830nm，照射量0.8〜0.9J/point，照射時間15〜180秒の照射様式が最も効果的であるとされている．さらに低出力レーザー療法は急性の頚部痛に対しては即時的に痛みを軽減し，慢性の頚部痛に対しては長期（22週後まで）にわたって痛みを軽減する効果があることが報告されている．一方，低出力レーザー療法について慢性関節疾患に対する無作為化比較試験による20論文について検討した結果，11論文が膝関節，顎関節，椎間関節の痛みに効果的であったと報告しているが，症例数，照射方法，研究デザインなどが一定でないため，慎重に判断する必要があるとしている．

❹電気刺激療法

推奨グ：A ， 推奨E：2 （文献3）．経皮的末梢神経電気刺激（transcutaneous electrical nerve stimulation；TENS）は，頚部痛に対して痛みを軽減する可能性がシステマティック・レビューによって示されている．一方，無作為化比較試験によるTENSの効果について，MEDLINE，Embase，PEDro，Cochrane Libraryを検討したレビューでは，慢性腰痛症に対してはエビデンスが一定していない，あるいはエビデンスがないと報告されており，大規模な研究を必要としている．

術後の痛みに対するTENSの効果を検討した46論文のうち無作為化比較試験である17論文について検討した結果，15論文が否定的であったと報告している．しかし，別のグループによる検討では，術後痛に対するTENSの鎮痛効果について，21論文の無作為化比較試験をメタ分析したところ，刺激の強度により鎮痛効果に違いがみられたと報告している．

❺集学的/学際的リハビリテーション

推奨グ：A , 推奨E：2 （文献3）．慢性化するリスクの高い急性腰痛患者において，早期の集学的リハは，痛みと機能障害を改善し，社会的および経済的損失（復職，医療機関の利用回数，薬物使用量から算出）を減少させると報告されている．

慢性腰痛患者における集学的リハは，一般的なリハや治療と比較して，痛みの軽減および機能の回復向上に効果的であることがシステマティック・レビューで示されている．

> **臨床での活用**
>
> 慢性的な痛みを有する患者は，すべてを一気に改善しようとする傾向が強い．痛みがあるときには極端に不活動であり，痛みが落ち着いているときには痛みが増悪するほど過活動になる者が少なくない．極端な不活動と過活動は症状を悪化させる原因になり，さらに，痛みの増悪という失敗体験を繰り返すことで活動に対する恐怖心が強まる．
>
> 活動量のコントロールが必要な患者に対しては，生活に有用な短期目標を数段階に分けて設定する．患者の活動量を漸増することにより，活動に対する恐怖を患者自身が過大評価しないようにする．運動プログラムの継続においては，自分の状態に見合った活動量のコントロール（ペーシング）が必要不可欠である．

文献

1) 熊澤孝朗：痛みの概念の変革とその治療．痛みのケア―慢性痛，がん性疼痛へのアプローチ，照林社，2006．
2) 松原貴子：痛みの基礎．Pain Rehabilitation，三輪書店，2011，pp2-47．
3) 理学療法診療ガイドライン部会：理学療法診療ガイドライン第1版（2011），日本理学療法士協会，背部痛；pp15-103，2011．

（鈴木重行，林　和寛）

痙縮・痙縮筋

評価，治療/介入のエッセンス

Q1 標準的な評価指標には何がありますか？

A modified Ashworth Scale（MAS）とmodified Tardieu Scale（MTS）が推奨される．

Q2 推奨される治療/介入には何がありますか？

A 筋力増強運動，高頻度経皮的電気刺激などの物理療法，ストレッチング，ギプス療法が推奨される．なお，行わないことが強く推奨される事項はない．

機能・能力低下概要

　痙縮は，上位運動ニューロン障害による腱反射亢進を伴う緊張性伸張反射における速度依存的亢進によって特徴づけられる運動障害である．脳卒中，脳性麻痺，外傷性脳損傷，多発性硬化症，脊髄損傷などの中枢神経疾患が原因疾患である．

　外傷性脳損傷では受傷直後から反射亢進を示すことがあるが，一般的に痙縮は発症からゆっくりとした進展の経過を示し，横断性脊髄損傷では，発症後数週間後から徐々に筋緊張が亢進し，痙縮が出現し，脳卒中においても発症後数週間で反射亢進が明らかになる．連合反応，定型的運動パターン，他動運動時の抵抗の増大，関節可動域の制限などが痙縮の関連症状である．これらは過剰努力，代償的・適応的行動，筋固有の機械的要素の変化（筋長の短縮，伸張性の低下）などとも関連する．

　痙縮に対する治療には，薬物療法，神経ブロック，外科的治療などがあり，これらによって痙縮は軽減することが多いが，その効果は一時的であるため，痙縮が軽減した状態での運動経験と運動学習が必要で，理学療法や作業療法の併用が不可欠である．

標準的な評価指標（表1）

❶ MAS（modified Ashworth Scale）（表2）

推奨グ：B （文献1）．臨床や多くの研究で使用され，高い信頼性と妥当性が報告されている．数値が大きいほど，筋緊張が亢進していることを示す．他動運動時の抵抗感を測定するのみと簡便であるが，反射亢進という痙縮の反射性要素をどの程度反映しているかという点では疑問視されている．

❷ MTS（modified Tardieu Scale）（表3）

推奨グ：B （文献2）．異なる筋の伸張速度での関節可動域の測定と，定性的な QMR（Quality of Muscle Reaction）を測定する評価指標であり，高い信

表1　推奨される評価の長所・課題

	長所	課題
❶ MAS	・信頼性が高い ・簡便である ・普及している ・特別な機器や技術を要しない	・反射性要素が測定できているかについて，疑問あり
❷ MTS	・信頼性が高い ・簡便である	・特別な機器や技術を要する

表2　MAS（文献4）

0	筋緊張の亢進がない
1	軽度の筋緊張亢進があり，患肢を屈伸させたとき，引っかかりとその消失，または可動域の最後にわずかな抵抗がある
1+	軽度の筋緊張亢進があり，可動域の1/2以下の範囲で引っかかりとそれに続く軽度の抵抗がある
2	筋緊張がより明らかに増加し，ほぼ全可動域を通して認められるが，患肢を容易に屈伸できる
3	筋緊張の著しい亢進で他動運動は困難
4	他動では動かない

頼性と妥当性が報告されている．QMRは数値が大きいほど，筋緊張が亢進していることを示す．速い伸張速度での反射性要素とゆっくりとした伸張速度での非反射性要素を測定することが可能である．

表3 MTS
(文献5より引用)

筋の伸張速度	
V1	できるだけゆっくり（対象とする体節が重力で自然に落下する速度よりも遅く）
V2	対象とする体節が重力で落下する速度
V3	できるだけ速く（対象とする体節が重力で自然に落下する速度よりも速く）
筋の反応の質　QMR（Quality of Muscle Reaction）	
0	他動運動中の抵抗を感じない
1	他動運動中のわずかな抵抗を感じるが，明らかな引っかかりはない
2	他動運動に対する明らかな引っかかりがある
3	持続しない（伸張し続けた場合に10秒に満たない）クローヌスがある
4	持続する（伸張し続けた場合に10秒以上の）クローヌスがある

臨床での活用　神経学的な反射亢進状態であるかを，クローヌスや深部腱反射などの検査を併用して測定することが必要である．等速性トルクマシーンやHand-Held Dynamometer（HHD）での抗力の測定，膝関節伸筋群に対する振り子試験，足関節底屈筋群に対するAnkle Plantar Flexors Tone Scale（APTS）なども適用できる．

推奨される治療/介入の方法

❶筋力増強
推奨グ：A，推奨E：1（文献6）．痙縮筋に対する筋力増強運動は，痙縮を悪化させずに運動制御や運動機能を改善させることが報告されている．特に，脳性麻痺のGMFCS（Gross Motor Functional Classification System）のレベルⅠ～Ⅲを対象とした筋力増強運動は，筋力増強に有効である．介入研究の対象の多くは，監視レベル以上で歩行可能な症例であり，より重症な症例では，筋力増強運動の効果や影響について，留意する必要がある．

❷物理療法
推奨グ：B，推奨E：2（文献2）．高頻度の経皮的電気刺激（transcutaneous electrical nerve stimulation；TENS）は，脳卒中者の前腕から手関節周囲筋への神経筋刺激，腓骨頭部での総腓骨神経刺激などで，痙縮の改善が報告されている．低頻度反復経頭蓋磁気刺激（repetitive transcranial magnetic stimulation；rTMS）および経頭蓋直流刺激（transcranial direct current stimulation；tDCS）の有効性も報告されている．

❸ストレッチング
推奨グ：B，推奨E：3（文献2）．脳卒中の痙縮筋に対するストレッチングや関連する関節に対する関節可動域運動が推奨されている．しかし，徒手によるストレッチングを単独で実施するのみでなくポジショニング，装具，スプリント，ギプス療法などと併用されることが多い．

❹装具療法
推奨グ：B，推奨E：2～5（文献3）．脳性麻痺に対するシリアルキャスティング（連続ギプス固定・ギプス療法）で効果が報告されている．他の疾患を含めて，下肢装具やスプリント等による痙縮に対する効果に関するエビデンスは不充分である．関節可動域，歩行などの動作の運動パターンや自立度の改善を目的に，下肢装具が用いられることは多い．

❺ボツリヌス治療
推奨グ：A，推奨E：1～4（文献2）．脳卒中などに対するボツリヌス治療の有効性は報告されているが，運動療法の併用による効果に関するエビデンスは不充分である．ボツリヌス治療と併用して，運動療法や装具療法が用いられることは多い．

臨床での活用　痙縮の反射性要素のみに限定すると理学療法の効果は明らかではない．連合反応，定型的運動パターン，関節可動域制限などの関連症状や，動作の自立度の低下，歩行などの運動速度の低下，持久性の低下など，動作遂行能力の低下に対しては複数のプログラムを組み合わせた理学療法が有効である．ストレッチング，他動的関節運動，筋力増強運動，物理療法，装具療法，基本動作練習，歩行練習，有酸素運動などを，対象の状態に合わせた適切な練習量も考慮して，理学療法を実施することが重要である．運動パターンや努力の程度などを適切に考慮した運動療法は，痙縮を増悪させないが，痙縮の程度の継続的なモニタリングが必要である．

文献

1) 臼田　滋：痙縮・痙縮筋，EBPT第2版，2015，pp440-450．
2) 日本脳卒中学会脳卒中ガイドライン委員会：脳卒中治療ガイドライン2015，協和企画，2015．
3) 理学療法診療ガイドライン部会：理学療法診療ガイドライン第1版（2011），日本理学療法士協会，脳性麻痺：pp571-716，2011．
4) 菊池尚久：運動障害，リハビリテーションにおける評価 Ver.3（上月正博・他編），医歯薬出版，2016．
5) 竹内伸行・他：Modified Tardieu Scaleの臨床的有用性の検討－脳血管障害片麻痺患者における足関節底屈筋の評価－，理学療法学 33：53-61，2006．
6) 日本リハビリテーション医学会監修：脳性麻痺リハビリテーションガイドライン，第2版，金原出版，2014．

（臼田　滋）

9 認知機能低下

> 評価，治療/介入のエッセンス

標準的な評価指標には何がありますか？

認知症の判別にはMMSEが簡便なスクリーニング検査として推奨される．治験の効果判定には，より詳細なADAS-cogが用いられる．また，軽度認知障害の判定には，記憶や実行機能検査を包括的に精査する必要がある．

推奨される治療/介入には何がありますか？

運動や認知トレーニングの実施，社会的活動の実施によって認知機能の保持や向上が確認されている．なお，転倒による頭部外傷の回避や禁煙が推奨されている．ただし，認知症の発症抑制や促進を明確に示した研究はない．

機能・能力低下概要

　認知障害によって規定される症候として軽度認知障害（mild cognitive impairment；MCI）がある．MCIは全高齢者の約20％を占め，2013年10月の高齢者人口3,190万人から算出すると638万人の高齢者がMCIということになる．
　MCIは，認知症の診断基準は満たさず，本人や家族から認知機能低下の訴えがあるものの日常生活機能に大きな問題はないといった状態を指す．この状態に客観的な検査による記憶の障害の有無，他の認知機能（言語，視空間認知，注意，実行機能など）障害の有無で4タイプに分類される．記憶障害がある場合は健忘型MCI（1領域もしくは多領域）とされ，ない場合には非健忘型MCI（1領域もしくは多領域）とされる．
　MCIは認知症に移行する危険性が高い状態であるが，正常の認知機能に回復する者も少なくなく，集中的な予防対策を講じていく必要がある．MCI高齢者には運動や認知トレーニングの実施が認知機能の保持や向上に有益であることが示されている．

標準的な評価指標(表)

　該当するガイドラインがないため推奨グレードとエビデンスは記載できないが，認知症やMCIの判定に重要な評価指標のみを掲載する．

❶ MMSE (Mini-Mental State Examination)

推奨グ：A．（文献1）．MMSEは，認知症の診断用に米国で1975年に開発されたバッテリー検査であり，最も広く用いられている検査の一つである．30点満点の11の質問からなり，見当識，記憶力，計算力，言語的能力，図形的能力などが含まれる．24点以上で正常と判断される場合が多く，MCI判定における全般的認知機能の低下が認められないという判定は，MMSEが24点以上であるとすることが多い．なお，ライセンス版の利用には1検査あたり1.23ドルの利用料を必要とする．

❷ ADAS-cog (Alzheimer's Disease Assessment Scale-cognitive subscale)

推奨グ：A．認知機能を評価するための方法であり，単語再生，口頭言語能力，言語の聴覚的理解，自発話における喚語困難，口頭命令に従う，手指および物品呼称，構成行為，観念運動，見当識，単語再認，テスト教示の再生能

表　推奨される評価の長所・課題

	長所	課題
❶ MMSE	・簡便である ・普及している	・ライセンス料がかかる
❷ ADAS-cog	・信頼性が高い ・微細な変化を捉えられる	・煩雑である
❸ MoCA	・簡便である ・普及している	
❹ ウエクスラー記憶検査	・普及している ・微細な変化を捉えられる	・実施に際して専門知識が必要
❺ TMT	・簡便である ・普及している	・一側面の評価しかできない
❻ NCGG-FAT	・簡便である ・微細な変化を捉えられる	・特別な機器や技術を要する

力の項目より構成され，得点の範囲は0〜70点で，高得点ほど認知機能が低下していることを示す．ADAS-cogはアルツハイマー病治療薬の効果判定に用いられることが多い．

❸ MoCA（Montreal Cognitive Assessment）

推奨グ：A．MoCAは軽度認知機能低下のスクリーニングツールであり，多領域の認知機能（注意機能，集中力，実行機能，記憶，言語，視空間認知，概念的思考，計算，見当識）の評価バッテリーで，30点満点となる[2]．日本語版（MoCA-J）では26点以上が正常範囲と考えられている（図）．

❹ ウエクスラー記憶検査

推奨グ：A．ウエクスラー記憶検査は，国際的によく使用されている総合的な記憶検査であり，記憶の多様な側面を測定することができる．言語を使った問題と図形を使った問題で構成され，13の下位検査から構成される．一般的記憶と注意・集中力の2つの指標があり，一般的記憶のなかでは言語性記憶と視覚性記憶の得点を得ることができる．

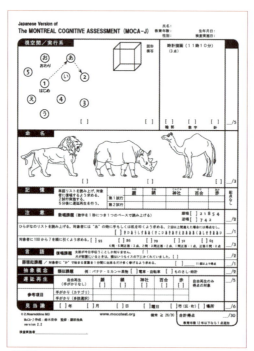

図　MoCA-Jの検査用紙

❺ TMT（Trail Making Test）

推奨グ：A． TMTは，反応パターンを交互に切り替え遂行過程の情報を保持しながら適切に遂行することを求める検査である．課題のPart Aは，1から順に数字をランダムに配置した用紙を用いて，数字を昇順に線で結んでいく．これは，視覚・運動性探索の速度を測定し注意力検査として用いられる．Part Bは数字とアルファベット（かな）がランダムに配置された用紙で，数字と文字とを交互に結んでいく．2つの反応パターンの切り替えと2つの系列の順番の保持が課題の遂行に求められ，視覚探索や処理速度に加え注意やセットシフティング，ワーキングメモリの能力が必要となる．実行機能としての評価は，Part Bの遂行時間やPart BからPart Aの遂行時間を除した値が用いられる．

❻ NCGG-FAT（National Center for Geriatrics and Gerontology-Functional Assessment Tool）

推奨グ：A． NCGG-FATはiPadのアプリケーションであり，記憶検査（論理的記憶，単語記憶），注意（Trail Making Test part A），実行機能検査（Trail Making Test part B），処理速度検査（Digit Symbol Substitution Test），視覚認知検査，ワーキングメモリ（Digit span），全般的認知機能等の認知機能を包括的に評価するバッテリー検査である．この検査の実施により正常な高齢者データベースから5歳年齢階級別に認知機能低下の度合いを判定し，客観的な認知機能低下を明らかにすることができる．

> **臨床での活用** MCIの判定のためにはMoCA-Jのみではなく，各認知機能の領域をさらに深く評価して，年代標準からの乖離を判定する必要がある．そのためには，NCGG-FATをあわせて活用することが望ましい．

推奨される治療/介入の方法

該当するガイドラインがないため推奨グレードとエビデンスは記載できないが，複数のランダム化比較試験やメタアナリシスによって，少なくとも一部の認知機能に対して効果が認められた介入方法を掲載する．

❶運動・身体活動

認知症の予防対策のなかで，運動介入プログラムは低コストで実施でき，短期間で効果を得ることが期待できるため，認知症予防事業の中核をなす可能性をもっている．高齢者を対象とした有酸素運動や身体活動量の増大による介入研究のメタアナリシスの結果では，これらの介入が記憶や実行・遂行機能などの一部領域の認知機能に対して良好な結果をもたらす可能性を示している[4]．

❷認知トレーニング

高齢者の認知機能向上のため，記憶，処理速度，視空間認知，問題解決能力の向上を目的としたトレーニングが実施され，その効果が検証されてきた．健康な高齢者を対象として，非薬物療法による認知機能低下予防を検証したランダム化比較試験をまとめた論文では，いちょう葉エキス，DHEA，ビタミンや脂肪酸摂取といった栄養摂取と記憶との関係は認められず，運動の実施では一様な見解が得られなかったが，認知トレーニングは記憶の向上に有益であることが示された[5]．一方，記憶トレーニングの効果に関するメタアナリシスでは，対照群に対して何も実施しない場合との比較では，記憶に対する有意な効果が確認されたものの，記憶トレーニング以外の介入を実施した群との比較においては，有意な効果が確認されなかった．また，この結果はMCI高齢者においても同様の傾向を示した[6]．また，MCI高齢者を対象としたシステマティックレビューでは，認知トレーニングは記憶に対して中等度以上の効果をもちうることが明らかにされた．

❸生活習慣の改善

アルツハイマー型認知症の発症を修飾する要因として，認知予備能仮説がある．これは高等教育や知的活動を伴う職業への従事が認知機能を向上させ，認知症の発症を遅らせるといったものであり，中高齢期に高い知的活動を保持している者は，アポリポ蛋白Eε4を有していても認知障害の発生が遅いことが明らかとされている．中年期から増加する高血圧，脂質異常，糖尿病は脳血管疾患の危険因子であるばかりでなく，アルツハイマー病の危険因子でもあり，これらを抑制することが重要である．高齢期においては老年症候群等の因子が

出現し，これらが認知症発症リスクとなる．例えば，高齢期におけるうつ，転倒による頭部外傷，閉じこもりによる心身の不活動，対人交流の減少などが重要な要因となる．高齢期において認知症を予防するためには，活動的なライフスタイルを確立して心身の活動を向上し，社会参加を通した対人交流を増加させることが重要であると考えられる．米国においては身体活動不足が最もアルツハイマー病発症に強く寄与していたことが明らかとされた．この結果は，認知症の予防のためには，特に身体活動の向上が重要であることを示唆している．

❹認知症高齢者の認知機能の低下抑制

日本神経学会の認知症疾患治療ガイドラインによって非薬物療法における認知機能障害や行動・心理症状への改善効果に関する報告がなされ，バリデーション療法，リアリティオリエンテーション，回想法，音楽療法，認知刺激療法，運動療法の推奨グレードはC1であった．いまだ非薬物療法における認知症高齢者の認知機能改善に対する効果は明確とはなっていない．

> **臨床での活用** 理学療法として認知機能の低下抑制に対するアプローチで最初に選択されるのは運動であろう．運動は比較的導入がしやすく，すぐに実行可能な認知症予防対策として有益であろう．なお，運動のみの実施よりも認知的課題を組み合わせた複合的介入によってMCI高齢者の認知機能の向上が期待できる．

文献

1) 島田裕之：認知機能低下．EBPT第2版，2015，pp451-460．
2) Nasreddine ZS et al：The Montreal Cognitive Assessment, MoCA：a brief screening tool for mild cognitive impairment. *J Am Geriatr Soc* **53**：695-699, 2005.
3) Smith PJ et al：Aerobic exercise and neurocognitive performance：a meta-analytic review of randomized controlled trials. *Psychosom Med* **72**：239-252, 2010.
4) Naqvi R：Preventing cognitive decline in healthy older adults. *Cmaj* **185**：881-885, 2013.
5) Martin M et al：Cognition-based interventions for healthy older people and people with mild cognitive impairment. *Cochrane Database Syst Rev*：CD006220, 2011.
6) Gates NJ et al：Cognitive and memory training in adults at risk of dementia：a systematic review. *BMC Geriatr* **11**：55, 2011.

（島田裕之）

索引

あ

アクティブサイクル呼吸法　108
握力　134
アルツハイマー型認知症　182

い

維持期理学療法　90
痛み　166
インソール　68
インターバルトレーニング
　　　　　　　　79, 108
咽頭収縮練習　165
咽頭冷却刺激　163

う

ウエクスラー記憶検査　180
運動強度　143
運動時間　143
運動持続時間　142
運動・身体活動　182
運動耐容能の評価　112
運動の種類　144
運動負荷試験　142
運動併用モビライゼーション　131
運動量　143
運動療法　44, 50, 63, 68, 74, 158, 170

え

エアロビクス　74
エビデンスレベル　1
エビデンスの臨床活用　1
栄養介入　138
栄養摂取と記憶の関係　182
栄養評価　39
嚥下器官の位置修正　164
嚥下機能低下　160
嚥下筋　163
　　──の運動性拡大練習　164

お

温熱療法　170

か

外傷性頚髄損傷　52
改訂版水飲みテスト　162
介入時間の確保　18
回復期理学療法　90
改良 Frankel 分類　53
覚醒　164
下肢筋力の評価　37
荷重練習　138
画像診断　88
画像分析法　128
加速的リハビリテーション
　　　　　　　　39, 49
課題志向型・課題特異型アプローチ　23
課題指向的アプローチ　152
課題特異的な練習　157
活動量の評価　112
加齢　133
簡易版マクギル疼痛質問票
　　　　　　　　168, 169
簡易抑うつ症状尺度　71
感覚刺激　158
　　──を用いた歩行練習　158
カンザス市心筋症質問票　83
監視下運動療法　96
患者・家族教育　85
患者教育　45, 68, 109, 116
関節可動域表示測定法　127
関節可動障害評価　128
関節可動障害評価指標　128
関節可動低下　126
関節系基本評価　128
関節系質的評価　128
関節モビライゼーション　130
関節リウマチ　64
関与組織機能評価　128

き

気道クリアランス　108
機能的口腔ケア　164
機能的自立度評価　21

基本チェックリスト　119, 120
吸気筋トレーニング　85
急性期理学療法　90
急性呼吸不全　98
虚弱高齢者　118
　　──の歩行能力低下　158
距離測定　127
筋機能評価　128
筋系評価　128
筋持久力トレーニング　108
筋ストレッチング　74
筋膜リリース　131
筋力・筋萎縮の評価　113
筋力増強　55, 139, 176
筋力増強運動　23, 44, 150
筋力増強法　28
筋力低下　133
筋力トレーニング　49, 108

く

クリニカルパス　39

け

痙縮　18, 173
痙縮筋　173
頚髄症　57
軽打法　35
頚椎牽引　63
頚椎持続牽引療法　62
経頭蓋直流刺激　176
軽度認知障害　178
経皮的電気刺激　176
経皮的末梢神経電気刺激　171
頚部 ROM 運動　62
血糖コントロールの評価　112
嫌気性代謝閾値の測定　77
減量療法　45

こ

コアトレーニング　74
高強度負荷　109
口腔内清潔保持　164
喉頭挙上筋トレーニング　164

高齢者の能力分類 119
呼気圧迫法 35
呼吸介助 108
呼吸筋筋力トレーニング 56
呼吸へのアプローチ 164
呼吸理学療法 55
呼吸練習 29, 108
呼気陽圧 108
語句評価スケール 167
骨運動学的運動 128
骨運動学的運動評価 128
固定装具 68
子どもの能力低下評価法 31
ゴニオメーター 127
固有受容器トレーニング 49

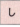

最高酸素摂取量 77, 141
再骨折予防 39
最大運動強度 77
最大酸素摂取量 141
最大仕事率 77
最大歩行距離 93
最大歩行速度 120, 155
在宅運動療法 96
在宅理学療法 24
サルコペニアの診断基準 135

し

視覚的アナログスケール 167
自覚的運動強度 113
持久性運動 157
持久性低下 140
持久力トレーニング 108, 143
姿勢調節 163
疾患特異的・患者立脚型変形性膝
　関節症患者機能評価尺度 42
膝痛対策プログラム 122
自動的関節運動評価 128
シニア体力テスト 136
視認法 127
集学的/学際的リハビリテーショ
　ン 172
重症度分類 99
修正 MRC 106

修正 MRC 息切れスケール
　　　　　　　　　　　106, 107
修正版 Hoehn & Yahr の重症度
　分類 26
集中的リハ量 11
手指の巧緻練習 62
術後 C5 麻痺 63
職業の把握 63
自律性ドレナージ 108
心筋梗塞 76
神経筋群協調トレーニング 74
神経筋電気刺激療法 85
人工呼吸器離脱トライアル 103
人工炭酸泉温浴 96
身体活動量評価 107
振動刺激 151
診療ガイドラインの理解と応用 5

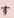

推奨グレード 2
数値評価スケール 167
スクイージング 108
ステントエンドリーク 88
ステント挿入術の評価 88
ストレッチング 44, 176
スパイロメトリー 106

せ

生活指導 45
生活習慣改善 115, 182
生理学的運動評価 128
聖隷式嚥下質問紙 161
脊髄障害自立度評価 53
脊柱管の狭窄度の評価 59
舌運動練習 165
摂食嚥下グレード 161
摂食・嚥下障害の臨床病態重症度
　分類 161
前十字靱帯損傷 46
全身活動性の向上 164
選択的脊髄後根切除術 34

早期理学療法 11
早期離床 103
装具療法 23, 55, 62, 68, 176

足関節外側靱帯損傷 50
足関節上腕血圧比 93
足関節装具 50
足趾上腕血圧比 93
粗大運動能力分類システム
　　　　　　　　　　　31, 33

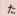

体位ドレナージ 102, 108
体位変換 102
太極拳 151
大血管疾患 87
体重免荷トレッドミル歩行トレー
　ニング 55
体重免荷トレッドミル歩行練習
　　　　　　　　　　　157
体操療法 74
代替運動療法 96
大腿骨近位部骨折 36, 38
体力の向上 19
他組織補足評価 128
立ち上がりテスト 136
他動的関節運動評価 128

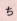

地域連携パス 39
チームアプローチ 96
チーム医療 116
超音波療法 68
聴覚や視覚の外的刺激 28
治療ストレッチング 131
治療用足部装具 68

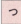

通常歩行速度 155

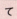

低強度負荷 109
抵抗運動プログラム 138
低周波電気刺激療法 63, 163
低出力レーザー療法 171
低頻度反復経頭蓋磁気刺激 176
定量的筋力テスト 134
テーピング 50
電気刺激療法 171
電気療法 55

転倒効力感スケール 147
転倒・骨折対策プログラム 123
デンバー式発達スクリーニング検査 31

と

等速性筋力評価機器 136
疼痛 68, 166
糖尿病 111
糖尿病足病変 115
特殊器具活用法 128
徒手筋力テスト 134
徒手他動的関節可動手技 130
徒手療法 74
トレッドミル 93
トレッドミル歩行練習 28, 151, 157

な

軟部組織モビライゼーション 131

に

二重課題 151
二次予防教育 80
日本整形外科学会頚髄症治療成績判定基準 58
日本整形外科学会頚部脊髄症評価質問票 58
日本整形外科学会変形性膝関節症治療成績判定基準 42
日本脊髄外科学会神経症状判定基準 58
尿失禁予防トレーニング 122
認知機能低下 178
認知機能の低下抑制 183
認知障害の把握 19
認知トレーニング 182

の

脳性麻痺 30
脳卒中―回復期 14
脳卒中―急性期 8
脳卒中―慢性期 20
脳卒中ユニット 11

は

パーキンソン病 25
パーキンソン病質問票 26
パーキンソン病統一スケール 26
バイオフィードバック療法 23
バイオマーカー 88
排痰手技 102
廃用 133
母親指導 34
パブロフ比 59
バランス運動 28, 150
バランス低下 146
ハンドヘルドダイナモメーター 134
反復唾液嚥下テスト 162
反復的な課題 157

ひ

膝痛対策プログラム 122
膝・足部靱帯損傷 46

ふ

ファシリテーションテクニック 12
フェイススケール 167
腹臥位療法 102
複合的保存療法 62
複合的理学療法 28, 130
複合プログラム 123
復職支援 63
物理療法 44, 63, 68, 131, 176
フレイル・サルコペニアの関連指標 83

へ

変形性膝関節症 41

ほ

包括的高齢者運動トレーニング 122
ホームエクサイズ 68
歩行課題練習 62
歩行障害質問表 94
歩行速度 120, 154
歩行トレーニング 96
歩行能力低下 153
歩行負荷試験 93

歩行練習 18, 157
ボツリヌス治療 176

ま

マクギル疼痛質問票 168
末梢血管疾患 92
麻痺側肩 18
麻痺側肩関節管理 12
麻痺側上肢への課題反復 18
慢性呼吸不全 105
慢性心不全 82
慢性閉塞性肺疾患 105
慢性腰痛患者 172

み

ミエロパチー・ハンドの評価 58
ミネソタ心不全質問票 83

む

無痛歩行距離 93

め

メンデルソン手技 163

ゆ

有酸素運動 23, 29, 44, 55, 79, 85, 115

よ

腰痛症 70
腰痛対策プログラム 122
腰痛特異的QOLの改善 74
予防介入 90

り

立位動作 18
臨床思考過程 4

れ

レーザー療法 68, 171
レジスタンス運動 115
レジスタンストレーニング 79, 85, 108, 137

ろ

老研式活動能力指標 119

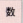

1 repetition maximum　135
1RM　135
6 minutes walking distance　155
6 minutes walking test　155
6MWD　155
6MWT　155
6分間歩行距離　77
6分間歩行試験　141, 155
10秒テスト　58
30-s chair stand test　136

％1秒量　106

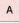

ABI　94
ACBT　108
ACL損傷　46
ACR　65
ACR20改善基準　66
ACRコアセット　65, 66
active cycle of breathing techniques　108
ADAS-cog　179
ADL課題の練習　18
AFO　56
aging　133
Alzheimer's Disease Assessment Scale-cognitive subscale　179
American College of Rheumatology　65
American Orthopaedic Foot and Ankle Society's Score　47
ankle-brachial index　93
Ankle Foot Orthosis　56
Ankle Plantar Flexors Tone Scale　175
AOFAS　47
APTS　175
ARDS診断基準　99
ASIA評価　53

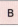

BADS　15

Balance Evaluation Systems Test　147
BBS　147
Behavioral Pain Scale　99
Berg Balance Scale　147
Berlin定義　99
BESTest　147, 148
Bobath法　12
body weight supported treadmill training　55
BPS　99
Brazelton新生児行動評価　32
Brief Scale for Psychiatric Problems in Orthopaedic Patients　71
Brunnstrom法　12
BS-POP　71
BWSTT　55

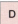

CAM-ICU　99
CAT　15, 106
CDAI　65
CGS　155
chronic obstructive pulmonary disease　105
CI療法　23
Cincinnati Knee Score　47
CKC　49
Clinical Disease Activity Index　65
Closed kinetic chain　49
comfortable gait speed　155
Confusion Assessment Method for the ICU　99
constraint-induced movement therapy　23
COPD　105
COPD Assessment Test　106
CPOT　99
C reactive protein　88
Critical-Care Pain Observation Tool　99
CRP　88

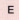

DAS28　65, 67
Davis　12
deconditioning　105
Denver Developmental Screening Test　31
DGI　15
Disease Activity Score　65, 67
disuse　133
DSS　161
Dubowitz評価　32
Dynamic Gait Index　15
Dysphagia Severity Scale　161
D-ダイマー　88

E

endurance time　142
Enrightらの基準値　141
EULAR改善基準　67

F

FAC　154
face scale　167
Falls Efficacy Scale International　147
fast gait speed　155
FBS　147
FES　56
FES-I　147
FGS　155
FILS　161
FIM　21
──の評価項目　22
FMA　15, 16
FRT　147
Fugl-Meyer Assessment　15
Functional Ambulation Category　154
Functional Balance Scale　147
functional electric stimulation　56
Functional Independence Measure　21
Functional Independence Measure for Children　31

187

Functional Reach Test 147

G

General Movements Assessment 31
GMFCS 31, 33
GMFM 31
GMs 評価 31
grip strength 134
Gross Motor Function Classification System 31, 33
Gross Motor Function Measure 31

H

Hand-Held Dynamometer 134, 175
HAQ 65
HbA1c 112
Health Assessment Questionnaire 65
HHD 134, 175
high intensity 109
Hip Knee Ankle Foot Orthosis 56
HKAFO 56
Hoehn & Yahr stage 26
Hoehn & Yahr の重症度分類 26

I

IKDC 47
IKDC from 48
International Knee Documentation Committee form 47
International Standards for Neurological Classification of Spinal Cord Injury 53
ISNCSCI 53
isokinetic dynamometer 136

J

Japanese Knee Osteoarthritis Measure 42
Japan Orthopeadic Association Score 42
JKOM 42

JOACMEQ 58, 61
JOA スコア 42, 58
JSS-DE 15
J-ZBI 21

L

low intensity 109
Lysholm Score 47, 48

M

Mann Assessment of Swallowing Ability 161
Manual Muscle Test 134
MAS 15, 174
MASA 161, 162
maximum gait speed 155
McGill Pain Questionnaire 168
MCI 178
McKenzie エクササイズ 74
Medical Research Council sum Score 100
MGS 155
mild cognitive impairment 178
Mini-Mental State Examination 179
MMASA 162
MMSE 179
MMT 134
mobilizations with movements 131
MoCA 180
MoCA-J の検査用紙 180
modified Ashworth Scale 15, 174
modified Hoehn & Yahr Stage 26
modified Medical Research Council 106
modified Rankin Scale 9
modified Tardieu Scale 174, 175
Montreal Cognitive Assessment 180
MPQ 168
MRC スコア 100
mRS 9
MTS 174, 175

MWD 93
MWMs 131
MWST 162

N

National Center for Geriatrics and Gerontology-Functional Assessment Tool 181
National Institutes of Health Stroke Scale 9
NBAS 32
NCGG-FAT 181
NCSS 58
NDT 34
Neonatal Behavioral Assessment Scale 32
neurodevelopmental exercise 12
neurodevelopmental treatment 34
New York Heart Association 83, 84
NGS 155
NIHSS 9
NMES 56
Nohria-Stevenson 分類 83, 84
normal gait speed 155
NRS 167
Numerical Rating Scale 167
NYHA 心機能分類 83, 84

O

ODI 71, 72
OKC 49
Open kinetic chain 49
Oswestry Disability Index 71, 72

P

PAD 92
Pain Drawing 71
Parkinson's disease questionnaire 26
PD 71
PDQ-39 26
peak $\dot{V}O_2$ 77, 141

PEDI 31
Pediatric Evaluation of Disability Inventory 31
percussion 35
Performance Oriented Mobility Assessment 154
performance status 58
peripheral arterial disease 92
PFWD 93
PNF 12
POMA 154
Proprioceptive neuromuscular facilltation 12
PRT 137, 138

Q

QIDS-J 71
Quantitative Muscle Testing 134

R

RASS 99, 101
rating of perceived exertion 112
RDQ 71
Reciprocating Gait Orthosis 56
repetitive transcranial magnetic stimulation 176
resistance training, neuromuscular electric stimulation 56
RGO 56
Richmond Agitation-Sedation Scale 99, 101
RMT 56
Roland Morris Disability Questionnaire 71
ROM 運動 44, 63
RPE 112, 113
RSST 162
rTMS 176

S

SCIM 53
SDAI 65
SDR 34
selective dorsal rhizotomy 34
SF-36 21
SF-MPQ 168, 169
shaker 法 163
shallow 法 35
Short-form 36-item 21
Short-form McGill Pain Questionnaire 168
SIAS 9, 10
Simplified Disease Activity Index 65
SLR テスト 71
Spinal Cord Independence Measure 53
squeezing 35
Straight Leg Raise 71
Stroke Impairment Assessment Set 9

T

TBI 94
tDCS 176
TENS 56, 68, 171, 176
The Food Intake LEVEL Scale 161
Timed Up and Go Test 154, 156
TMT 181
toe-brachial index 93
Trail Making Test 181
transcranial direct current stimulation 176
transcutaneous electrical nerve stimulation 44, 56, 171, 176
TTM による行動評価 114
TUG 154, 156

U

Unified Parkinson's Disease Rating Scale 26
UPDRS 26, 27

V

VAS 71, 167
Verbal Rating Scale 167
Visual Analog Scale 71
Visual Analogue Scale 167
VO_2max 141
VRS 167

W

Walking Impairment Questionnaire 94
Walking Index for Spinal Cord Injury Ⅱ 53
Weber の心機能分類 78
WeeFIM 31
weight bearing exercise 138
Western Ontario and McMaster Universities Osteoarthritis Index 42, 43
WIQ 94
WISCI Ⅱ 53, 54
WMFT 15
Wolf Motor Function Test 15
WOMAC 42, 43

Z

Zancolli 分類 53
Zarit Caregiver Burden Interview 21
Zarit 介護負担感尺度日本語版 21

エビデンスに基づく理学療法
クイックリファレンス　　　　　ISBN978-4-263-21673-6

2017年9月25日　第1版第1刷発行

　　　　　　　　　　　　　　編　者　内　山　　　靖
　　　　　　　　　　　　　　発行者　白　石　泰　夫
　　　　　　　　　　　　　　発行所　医歯薬出版株式会社
　　　　　　　　　　　　　〒113-8612　東京都文京区本駒込1-7-10
　　　　　　　　　　　　　TEL.（03）5395-7628（編集）・7616（販売）
　　　　　　　　　　　　　FAX.（03）5395-7609（編集）・8563（販売）
　　　　　　　　　　　　　　　　http://www.ishiyaku.co.jp/
　　　　　　　　　　　　　　　郵便振替番号 00190-5-13816

乱丁，落丁の際はお取り替えいたします．　　　印刷・木元省美堂／製本・皆川製本所
　　　　　　© Ishiyaku Publishers, Inc., 2017. Printed in Japan

本書の複製権・翻訳権・翻案権・上映権・譲渡権・貸与権・公衆送信権（送信可能化権を含む）・口述権は，医歯薬出版(株)が保有します．
本書を無断で複製する行為（コピー，スキャン，デジタルデータ化など）は，「私的使用のための複製」などの著作権法上の限られた例外を除き禁じられています．また私的使用に該当する場合であっても，請負業者等の第三者に依頼し上記の行為を行うことは違法となります．

JCOPY ＜(社)出版者著作権管理機構 委託出版物＞
本書をコピーやスキャン等により複製される場合は，そのつど事前に(社)出版者著作権管理機構（電話 03-3513-6969，FAX 03-3513-6979，e-mail：info@jcopy.or.jp）の許諾を得てください．